크리야요가

KriyaYoga

오리지널 크리야요가

지은이 | 남 연

펴낸이 | 스리 람
개정판 1쇄 인쇄 | 2025년 10월 1일
개정판 1쇄 발행 | 2025년 10월 1일
펴낸 곳 | 람
출판등록 | 2025년 9월 8일
주소 | 서울특별시 은평구 17나길 9
전화 | 010-7345-1368 / 0507-1349-1368
www.kriyayoga.kr
이메일 | bodhilotus@naver.com
ISBN | 979-11-994975-0-4

- 책값은 뒤표지에 있습니다.
- 이 책의 내용은 저작권법의 보호를 받는 저작물이므로 무단 전제와 무단 복제를 금합니다.
- 이 도서의 국립중앙도서관 출판예정도서목록(CIP)은 서지정보유통지원시스템 홈페이지와 국가자료공동목록시스템에서 이용할 수 있습니다.

크리야요가

궁극적 해방에 이르는
크리야요가,
일상의 행복에서 Self-Realization에 이르는 길

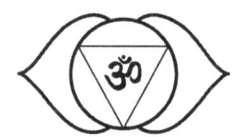

크리야요가

KriyaYoga

지은이 | 남 연

| 들어가며 |

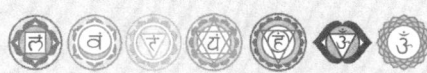

바바지로부터 쉬아마 차란 라히리 마하사야에 전해진 크리야 요가의 본래적 의미를 찾아서 이책을 써 내려갔다.

인류의 오랜 내적 탐구는 "나는 누구인가?"라는 하나의 질문으로 수렴된다. 이 질문은 단순한 사유가 아니라, 숨Prana과 의식의 근원에 이르는 실천적 길 위에서 풀릴 수 있다. 크리야 요가는 그 길을 걷는 이들에게 주어진 가장 단순하면서도 심오한 지도地圖이다.

그것은 신비나 종교의 독점물이 아니라, 인간 존재의 구조에 대한 직접적인 과학이며, 생명의 흐름prana과 의식의 중심Kutastha을 일치시키는 내면의 과학이다.

요가의 화신인 라히리 마하사야1828-1895는 이 고대의 길을 다시 드러내신 분이었다. 그분의 삶은 평범한 제가자로서 사회 속에서 살아가면서도, 요가의 궁극을 실현할 수 있음을 보여준 본보기였다.

그가 남긴 수많은 편지와 제자들에게 전한 가르침 속에는 '크리야'라는 말보다 더 넓고 깊은 깨달음의 언어가 숨어 있다. 그는 종교적 구분을 초월해, "하나의 숨, 하나의 빛, 하나의 실재가 모든 존재 안에 흐른다"고 가르쳤다.

라히리 마하사야의 편지에는 스승의 직접적 체험에서 우러나온 간결한 진리가 있다. "수행은 머리의 사유로 되는 것이 아니라, 숨이 고요해지는 그 자리에 신God이 있다"고 말했다.

이 책은 바로 그러한 말씀들의 맥락을 따라가며, 크리야 요가를 단순한 기법이 아닌 '신성한 의식의 회복'으로 이해하도록 안내하려 한다.

숨의pranayam 리듬과 마음의 진동이 하나의 중심으로 회귀할 때, 인간은 더 이상 '탐구자'가 아니라 '자각 그 자체'로 깨어난다.

- 크리야 요가의 가치는 내면의 과학, 영혼의 실천이다.
  크리야 요가는 단순히 호흡의 조절이나 명상의 한 방식이 아니다. 그것은 생명 에너지prana를 정화하고 상승시켜, 인간 의식의 잠재 영역을 여는 내면의 연금술이라고 할 수 있다.

이 요가의 본질은 외부의 속도를 늦추어, 내면의 시간을 '영원의 현재'로 되돌리는 데 있다. 숨과 마음이 정지할 때, 시간의 흐름이 멈추고, 존재의 중심에서 ' 존재함'의 자각만이 남는다.

이것이 라히리 마하사야께서가 말한 "크리야는 신성의 호흡이다Kriya is the breath of God"의 의미이다.

오늘날의 정신문화는 종종 체계와 교리로 포장되어 있지만, 라히리 마하사야의 가르침은 언제나 '직접적 체험'에 초점을 두었다.

"크리야는 생각을 위한 것이 아니라, 깨달음을 위한 것이다.
숨을 조용히 하고, 척추의 길을 따라 신성을 느껴라. 그 길이 곧 기따Gita의 전쟁터다."

바가바드 기따의 핵심 가르침을 통해서 크리야를 이해하고 행하는 데 도움의 말들이 이 책에는 쓰여있다. 기따는 요가의 본질과 실천의 정수를 담고 있다. 그리고, 기따에는 크리야의 실천적인 정수가 곳곳에 아르주나와 스리 끄리슈나와의 대화를 통해 적혀있다.

라히리 마하사야는 이 대화를 수행의 구체적 언어로 해석하여, '척추의 전장 속에서 신과 인간이 만나는 순간'을 체험적으로 가르쳤다. 따라서 이 책의 모든 설명은 기따의 가르침과 분리되지 않는다. 자아의 혼란, 마음의 동요, 욕망과 의심의 전쟁은 존재의 내부에서 실제로 일어나는 현상이며, 크리야를 통하여 하나씩 정화되고 초월된다.

- 제자들과 나눈 라히리 마하사야의 편지는 살아 있는 경전이다.
라히리 마하사야의 편지들은, 겉보기엔 간결한 조언처럼 보이지만 그 안에는 요가의 모든 단계가 압축된 진리의 씨앗이 있다. 그 말씀들을 읽는 분들이 도움이 되길 바라며 이 책에 적었다.

이 책은 라히리 마하사야의 가르침을 중심으로, 바가바드기따의 구절들과 연결하여 크리야 요가의 내적 철학과 실제 수행의 연관성을 드러내려 하였다. 본문에서는 가능한 한 경전의 인용을 문자적으로 따르되, 독자가 체험적으로 이해할 수 있도록 '통찰의 언어'로 풀었다.

라히리 마하사야의 언어를 통해서 크리야의 원형을 알 수 있는 시간이 이 책에서 주어지길 바라며 글을 전개했다. 편지와, 제자 전승의 내용을 통해 크리야의 원형을 복원한다.

아울러 빠라마한사 요가난다의 자서전에서 "두 개의 몸을 가진 성자"로 나온 빠라마한사 쁘라나바난다의 깊은 성취에서 나온 크리야의 깊은 가르침이 책에 쓰여 있다.

라히리마하사야의 가르침을 중심으로 해서 첫 번째 크리야와 상위 크리야에 대한 가르침을 이 책에 적었다. 크리야는 정화의 토대 위에 체계적으로 이루어지는 요가이다.

이 책은 스승의 가르침을 해석하기보다 그분의 숨결을 되살리는 시도이다. 라히리 마하사야의 편지 한 구절, 크리야 수행의 한 호흡, 그리고 바가바드기따의 음성이 서로 공명할 때, 크리야의 가치는 온전히 실현될 것이다.

이 책을 통하여 요가와 본질과 크리야요가의 열매가 독자분들께 전해지기를 두손 모은다.

남 연

OM TAT SAT

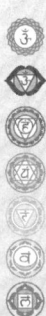

Karpūra-gauraṁ karuṇāvatāraṁ
Saṁsāra-sāraṁ bhujagendra-hāram
Sadā vasantam hṛdayāravinde
Bhavaṁ bhavānī-sahitaṁ namāmi

백색의 향나무Karpūra처럼 희고, 자비의 화신이신 분.
이 세상의 본질이시며, 아디세샤의 화환을 목에 걸치신 분.
연꽃 같은 내 마음 속에 항상 거하시며,
신성의 어머니Devine Mother와 함께 계신
시바Lord Shiva께 경배드립니다.

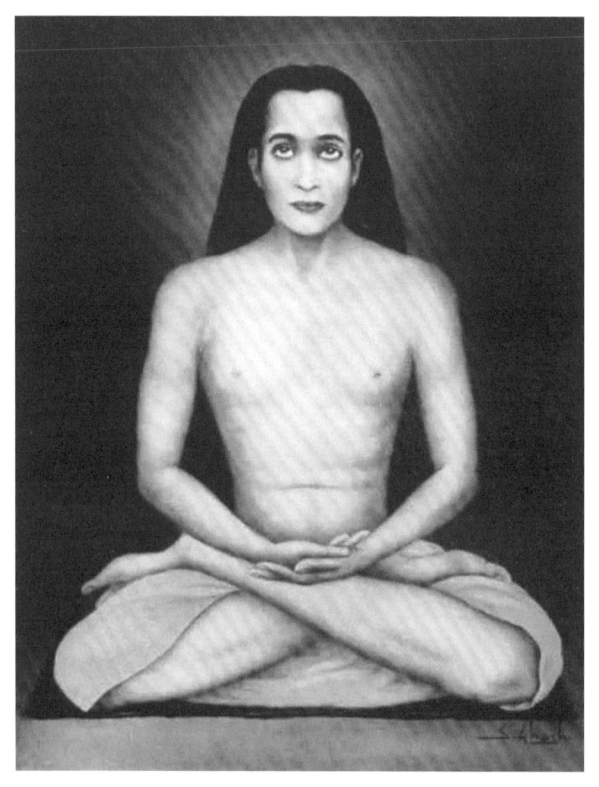

- 마하 무니 바바지 Maha Muni Babaji -

Om Paramesthi Gurave Namaha

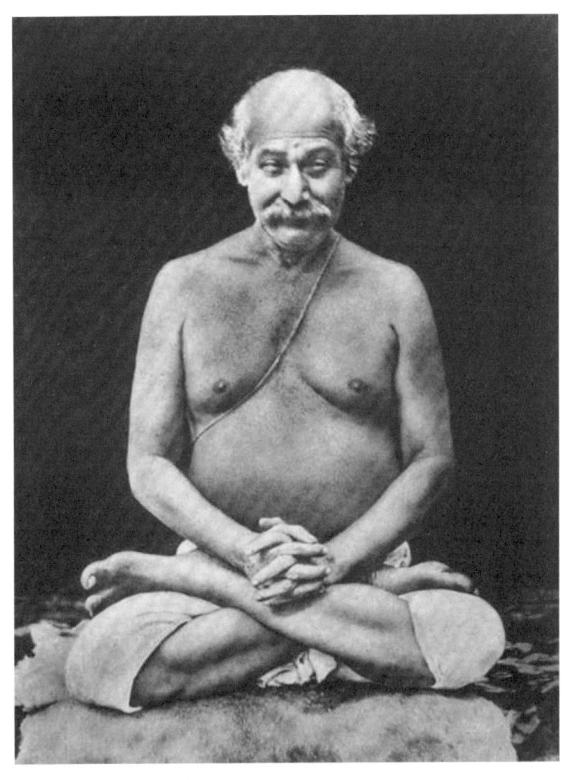

Revered Yogiraj Lahiri Mahasaya

Om Param Para Gurave Namaha

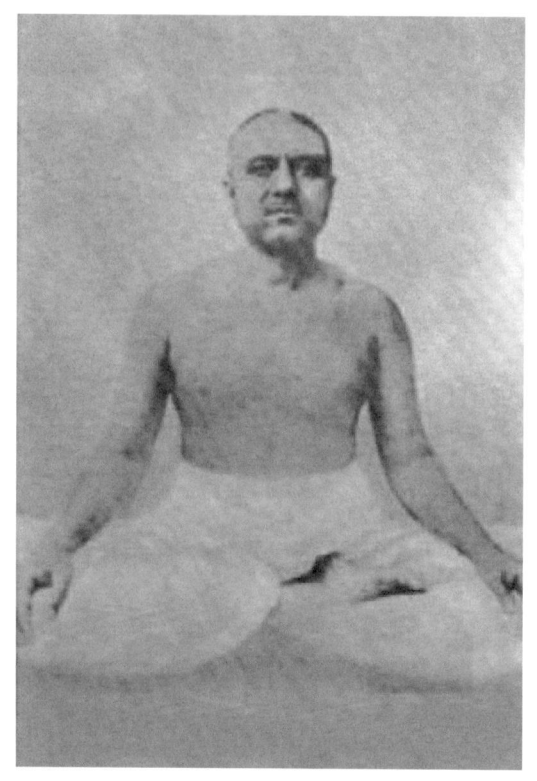

Revered Paramahangsa Pranabananda

Om Param Gurave Namaha

차 례

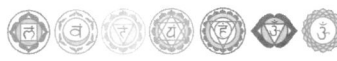

들어가며 · 5

 1장 | 크리야요가의 개요

Ⅰ 크리야를 위한 토대

1 크리야요가가 갖는 의의   ·.20
2 크리야 요가   ·23
3 크리야요가의 과학   ·26
4 명상의 경험과 발전   ·29
5 명상에서 진실한 발전의 표시   ·32
6 크리야요가의 배경원리   ·34

7 크리야요가의 태동   ·38
8 예비수련을 통한 토대의 마련이 지니는 의미 ·41
9 크리야 수련의 길 쁘라나얌 Pranayam   ·45
10 크리야요가를 위한 호흡 Pranayam   ·48
11 함 사Ham Sa-So Ham (Hong Sau) 사다나sadhana ·52
12 바가바드기따 10장9절 - 크리야수련 Bindu   ·56
13 꾸따스타Kutastha란 무엇인가?   ·58
14 샴바비 무드라 - 꾸따스타Astral Spiritual Eye   ·60
15 크리야 입문Diksha이 갖는 의미   ·64
16 케차리 무드라 Khechari Mudra   ·67

13

* 라히리 마하사야께서 전하신 크리야에 대한 108 가르침 · 70
17 크리야를 통해 이르는 지고의 목적지 · 89
18 크리야의 '8지 요가Aṣṭānga Yoga 8-fold · 92
21 크리야 옴Om Japa · 109

2장 | 크리야요가 First Kriya와 토대

Ⅰ. 크리야요가 사다나

1 전통적인 요가 수행법과 크리야 ・ 114
2 세 가지 구나와 의식의 변형 — 크리야 요가 ・ 117
3 짜끄라의 위치   ・ 122
4 크리야요가 First Kriya yoga   ・ 127
5 크리야 요가의 정묘한 여정 Sushumna nadi   ・ 144
6 쁘라나와 마음의 관계   ・ 155
7 크리야 쁘라나얌이 지니는 의미   ・ 157
8 행위의 Karma 요가- 박띠 요가 Bhakt- 갸나 요가 Jñāna
   크리야 요가의 내적 길과 통합   ・ 162
9 브라흐마리 구하 Brahmari Guha와 수슘나 나디
   - 내면 세계로 들어가는 길   ・ 170
10 니르비깔빠 사마디 - 신 God의 현현   ・ 171
11 께발리 꿈박 Kevali Kumbhaka   ・ 173

15

3장 | 상위 크리야요가와 주요 개념

1 상위 크리야요가Higher Kriya와 매듭granthi · 178
2 상위 크리야 Higher Kriya 사다나 · 182
3 옴카르크리야Omkar Kriya와 사마디의 단계 · 184
4 5가지 근본 원리Tattva의 네 번째 크리야 · 188
5 스와미 쁘라나바난다지Pranavananda ji 가르침의
　상위 크리야요가Higer Kriya · 190
6 크리야의 내적 의식Spiritual의 갸냐Jnāna.비갸냐Vijñāna · 202
7 꾼달리니Kundalini에 대한 크리야요가적 해석 · 205
　- 크리야요가에서 본 꾼달리니
　- 꾼달리니의 "상승"이란 무엇인가
　- 꾸따스타Kutastha와 니르삐깔바Nirvikalpa의 전이
8 빠라바스타 Paravastha · 212
9 근원으로의 회귀 · 214
10 나디Nadis-Channels와 크리야요가의 내면적 구조 · 216
11 소리Nāda와 빛Jyoti의 여정 · 223
12 까르마Karm란 무엇인가 · 229
13 오대Five elements의 초월 - 미묘에서 극미로 가는 크리야 · 236

4장 | 라히리마하사야의 가르침

Ⅰ.라히리 마하사야 지혜의 서신집Garland of Letters ˙ 243

    1 토대와 정화의 길The Path of Foundation and Purification ˙ 247
    2 내면의 진동과 침묵의 길 ˙ 254
    3 해방과 은총의 길The Path of Liberation and Grace ˙ 260
    4 라히리 마하사야Lahiri Mahasaya 가르침의 핵심 ˙ 269
    5 일상의 크리야에 대한 가르침과 내면의 행법 ˙ 275
    6 내적 체험과 의식의 변용 - 라히리 마하사야의 침묵의 가르침 ˙ 277
    7 크리야의 완성, 신과의 일체 ˙ 280
    8 라히리 바바의 크리야 따뜨와 수뜨라Kriya Tattva Sutra ˙ 283

Ⅱ. 바가바드 기따-크리야 수행의 원리

    1 행위의 결과를 내려놓는다는 것의 요가적 의미 ˙ 293
    2 크리야 요가 - '행위 없는 행위' ˙ 295
    3 내적 진보의 실제 의미 - 기대 없음의 의식 확장 ˙ 296

  - 마음너머 ˙ 299

글을 마치며 ˙ 301

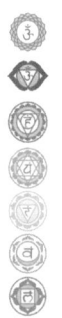

Om Gaṃ Gaṇapataye Namaḥ
Om Aiṃ Sarasvatyai Namaḥ
Om Guṃ Gurubhyo Namaḥ
Om Gurave Namaḥ
Om Paraṃ Gurave Namaḥ
Om Parapara Gurave Namaḥ
Om Parameṣṭhi Gurave Namaḥ
Om Jagad Gurave Namaḥ

"옴ॐ 구루의 연꽃 발아래에 절합니다˝

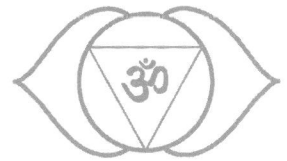

1

크리야요가

크리야요가의 개요

Om Namo Bhagavate Vasudeva

1. 크리야요가가 갖는 의의와 본질

크리야 요가Kriya Yoga는 인도 전통의 고대 요가 수행법 중에서도 가장 심오하고 과학적인 내적 수련으로 알려져 있다. 그것은 단순한 호흡법이나 명상의 기술이 아니라, 인간의 마음·몸·영혼을 정화하고 통합하여, 궁극적으로는 "자신의 본질에 대한Self" 실재적 깨달음Self-Realization과 그것의 실현Realization에 이르게 하는 길이다.

'크리야Kriya'라는 말은 산스크리트어 어근 "kri행하다"에서 유래되었으며, 문자적으로는 '행위karma'–신성의 실현에 이르는 행법를 뜻한다. 모든 행위를 크리야라 하지 않는다. 라히리 마하사야Lahiri Mahasaya는 '호흡을 지고의식으로 인도하는 행위가 진정한 크리야이다"라고 크리야 따뜨와 수뜨라Kriya Tattva Sutra에서 설명하였다.

즉, 궁극적 지고의식Supreme Consciousness과 합일로 이끄는 내적 행법, 그것이 바로 크리야다.

'요가Yoga'는 '결합' 또는 '합일Union'을 의미한다. 따라서 크리야요가는 '행위를 통한 합일의 과학', 곧 인간의식이 신의식으로 융합되는 실제적 방법이다. 구도자가 쁘라나야마Pranayama를 통하여 내면으로 향할 때, 그의 마음Manas, 지성Buddhi, 자아Ahamkara는 점차 녹아 순수의식Chaitanya 속으로 사라진다.

"When mind dissolves in prana, prana dissolves in Light, and Light dissolves in the Infinite
'마음이 쁘라나 속에 녹고, 쁘라나가 빛 속에 녹으며, 그 빛이 무한 속에 녹는다'"

- 라히리 마하사야 Kriya Tattva Sutra -

. 이것이 크리야요가의 내적 여정이다.

크리야의 모든 기술은 호흡을 점점 더 고요하고 미세한 상태로 이끌어, 에고의 작용을 멈추게 한다. 그 순간, 내면의 꾸따스타Kutastha – 신성의 중심점에서 빛Jyoti이 드러난다.

빠라마한사 요가난다는 크리야 수련이 단순한 도덕적 정화나 철학적 이해를 넘어, 시간과 공간의 제약을 초월하는 직접적인 신성 체험임을 요기의 자서전에서 말했다.

그러나 인류의 대부분은 물질적 성취와 감각적 만족을 위해 대부분의 생명 에너지를 소모한다. 외적 세계에서 얻는 기쁨은 덧없고, 그로 인해 마음은 점점 분산된다. 그 결과, 내면의 고요한 신성의 소리는 들리지 않게 된다.

요가난다는 "Man's energy is wasted outward through breath; Kriya turns it inward toward God – '인간의 에너지는 호흡을 통해 밖으로 새지만, 크리야는 그것을 신을 향해 안으로 돌린다'"고 했다.

- 요가난다 The Divine Romance -

라히리 마하사야는 "Begin Kriya now. Do not waste the breath in regret. '지금 당장 크리야를 시작하라. 후회 속에서 호흡을 낭비하지 말라.'"고 크리야 따뜨와 수뜨라Kriya Tattva Sutra에서 말했다.

성자들로부터 전해진 크리야를 바르게 수행할 때, 그 씨앗은 반드시 자라나서 열매를 맺는다.

"Kriya done once with faith is never lost; it continues in the soul's journey until liberation. – '신심으로 행한 단 한 번의 크리야도 결코 사라지지 않는다. 그것은 해방에 이를 때까지 영혼의 여정 속에 남는다.'"

― 라히리 마하사야 Kriya Tattva Sutra ―

따라서 크리야요가는 인간이 다시금 자신 안의 참본성인 지고의식으로 회귀하는 내적 과학이자, 실천적 진리이다. 그것은 단순한 철학이 아니라, 삶 그 자체의 변형이며, 한 생에서 영적 완성을 이룰 수 있는 실제적 수행의 길이다.

2. 크리야 요가

크리야요가는 내적본질에Self-Realization 이르는 실제적인 길이다. 몸과 마음, 그 두 가지의 바탕을 이루는 근원인 실재에 대한 지혜와 앎은Knowledge 삶에서 자유를 준다. 그러한 과정을 걸어갈 때, 몸 과 마음, 쁘라나에life-force 대한 바른 앎이 생기고 그러한 지혜가 있을 때 크리야요가를 효율적으로 실천할 수 있다.

몸과 마음, 쁘라나, 여섯 가지 감각기관의 작용에 대한 이해는 크리야요가를 더욱 잘 이해할 수 있게 도와주며 실천에 도움을 준다. 크리야요가의 쁘라나야마pranayama는 호흡조절breath control을 넘어서 쁘라나의 확장과 완전한 고요에 이른다.

쁘라나의 조절과 정화, 확장은 감각기관에 밀접한 영향을 주며 그것은 내적 본질을 경험하는 명상으로 이어지게 된다. 이러한 측면의 요소가 깊은 것이 크리야요가 특별한 점이다.

그 기본을 이루는 것은 먼저 호흡과 몸과 마음을 잘 자각하고 바라보는 Awareness 것이다. 그것은 명상을 위해서 필수적인 요소이며 중요한 토대가 된다. 그 토대 없이 명상하는 것은 효율적이지 않다 그러기에 그 토대를 닦는 것은 매우 필요한 요소이다.

그러한 실천을 통해 체득된 자각과 바라보는 힘은 크리야의 쁘라나얌을 효과적으로 실천할 수 있게 해준다. 여기에 박띠로surrender-devotion 함께 크리야를 행할 때 그 힘은 깊어진다.

내적인 만뜨라와Om 크리야 쁘라나얌을 통해서 쁘라나가 고요해 지면 감각기관도 고요해지게 된다. 그러면 있는 그대로에 가까운 실재를 경험해 가고 그것을 알게 된다. 이러한 것은 시간의 흐름에 따라 더욱 깊어지게 된다.

척추와 뇌는 사람을 이루는 중심 기관이다. 그것은 지고의식의Supreme Consciousness 제단altar이다. 그곳은 순수의식의 전기적 흐름이 우리의 신경 체계로 들어가는 곳이며 이 세계에 이르는 문이다yoni.

우리의 감각기관-마음은 늘 밖을 향하고 있다. 그러나 밖의 감각적 대상들을 향하고 있는 그것을 안으로 돌려 크리야를 통해 척추(뇌)와 내면에 고요하게 집중한다면 당신은 내면의 빛, 소리와 함께 그를 볼 것이다.

apāne juvhati prāṇaṃ prāṇepānaṃ tathāpare
prāṇāpānagatī ruddhvā prāṇāyāmaparāyaṇāḥ
apare niyatāhārāḥ prāṇān prāṇeṣu juvhati - 바가바드 기따 4:29 -

어떤 이는 들숨을prana 날숨으로apana 바치고 날숨을apana 들숨으로prana 바친다. 그렇게 함으로써, 그들은 들숨과 날숨의 움직임을 멈추게 하고 호흡의 완전한 조절자가 된다. 어떤 이들은 음식의 양을 조절하며 호흡을 호흡 자체에 바치며 그 자체로 공양이 되게 한다.

ॐ 크리야의 들이쉼과 내쉼은 옴까르Omkar 크리야로 이어진다. 쁘라나prana의 공양물을 쁘라나에 바치는 것, 그것은 토까르 크리야이다.

바가바드기따 4장 29절은 크리야요가의 특징을 잘 담고 있는 구절이다. 들숨을 날숨으로 바치고 날숨을 들숨으로 바친다. 들숨을 날숨으로 바치고 날숨으로 바치는 것의 뜻을 먼저 이해하는 것은 호흡을 대상으로 하는 요가나 명상법에서 매우 핵심적인 의미를 갖는다.

온전히 들숨이 날숨으로 바쳐지고 날숨이 들숨으로 바쳐질 때, 내적으로 몰입이 일어나고 디아나로dhyana 이어지게 되는 것이며 사마디로samadhi 이어지는 길이 된다.

들숨으로prana 척추기저부의 아빠나를apana 상부의 주요 지점으로 당겨올리며 날숨으로 쁘라나를prana 아래로 내려보낸다. 위와 같이 들숨과 날숨, 쁘라나와prana 아빠나를apana 서로에게 바치며 짜끄라의 지점에서 이어지는 것이 크리야 길이며, 그것이 심화된 것이 옴까르이고Omkar 토까르 크리야이다.

들숨을prana 날숨으로apana 바치고 날숨을apana 들숨으로prana 바치면서 크리야가 이어질 때, 조건이 무르익으면 폐와 심장은 고요해지며 숨은 완전히 고요해지게 된다. 이것이 크리야의 특징이다. 그러한 깊은 고요는 궁극의 실재에 대한 지혜와 깨달음으로 연결된다.

3. 크리야요가의 과학

끄리슈나는 바가바드 기따에서 크리야요가에 대해서 두 차례 언급한다. 그 한 구절은 이와 같다. "요기는 들이쉬는 숨을 내쉬는 숨으로, 내쉬는 숨을 들이쉬는 숨으로 불어넣어 들숨과 날숨을 상쇄하며, 그리하여 심장으로부터 프라나를 해방시키고 생명력을 통제한다."

이를 해석하면, "요기는 폐와 심장의 활동을 진정시킴으로써 쁘라나-생명력의 공급을 추가로 확보하여 몸의 퇴화를 억제하며, 이와 더불어 아빠나-배출력을 조절하여 몸에서 일어나는 생장의 변화를 억제한다. 요기는 이와 같이 퇴화와 생장을 상쇄시킴으로써 생명력을 통제하는 법을 배운다.

라히리 마하사야에 의해 전해진 크리야요가는 가장 수승한 형태의 쁘라나야마이다. 쁘라나-생명력을 고요하게 함으로써 다섯 감각들을 조용하게 한다.

호흡은 의식을 몸과 감각들에 연결시킨다. 심장과 생명력의 조절은 호흡의 조절을 뒤이어 일어나게 하며 서로 상호연결 되어 일어나는 특성을 가지고 있다. 의식적으로 조금이나마 심장을 고요하게 하면 다섯 감각기관들로부터 생명력의 흐름을 조용하게 할 수 있다.

심장-오감의 스위치보드를 조절하는 것으로 요기는 그의 마음을 오감의 작용들로 부터 분리할 수 있다. 심장이 컨트롤 될 때 호흡의 조절도 같이 일어난다.

기따의 다른 한 구절은 다음과 같다.

sparśān kṛtvā bahir bāhyāṁś cakṣuś caivāntare bhruvoḥ
prāṇāpānau samau kṛtvā nāsābhyantara-cāriṇau
yatendriya-mano-buddhir munir mokṣa-parāyaṇaḥ
vigatecchā-bhaya-krodho yaḥ sadā mukta eva saḥ

-바가바드 기따5:27~28 -

"지고한 목표를 추구하는 가운데, 시선을 두 눈섭 사이에 고정시키고, 코와 폐를 거치는 쁘라나와 아빠나의 고른 흐름을 상쇄시켜 외부 현상을 차단한다. 감각 인식과 지성을 다스리며 욕망과 두려움과 분노를 떨쳐버릴 수 있는 성자는 영원한 자유를 얻는다."

생명력은 심장의 활동이 유지되는 동안에 흡수되는 것이 보통이지만, 끊임없는 호흡의 일어남을 진정시키는 방법을 통해 생명력을 자유롭게 해주어야만 보다 높은 단계의 경험이 가능해진다. 크리야는 영혼을 육체에 묶는 호흡의 끈을 풀어 줌으로써 수명을 늘리고 의식을 무한대로 확장시킨다.

-빠라마한사 요가난다-

위의 말은 요가난다께서 말하신 크리야의 과학적 설명이다.

그저 말없이 앉아 있는 명상은 생명력으로 묶여 있는 마음과 감각을 분리하려는 것이다. 고요히 명상하고자 하는 마음은 생명력의 흐름에 의해 끊임없이 감각 쪽으로 다시 끌려 나온다. 즉, 생각을 포함한 여섯 감각에 의해 생각이 때때로 계속 일어나고 깊이 있는 명상이 쉽지 않은 것이 사실이다.

생명력-쁘라나를 통해 마음을 가라앉히는 크리야는 내적 실재에 다가 가기에 효율적인 길이다. 이러한 요가는 생각작용과 시각, 청각, 후각, 미각, 촉각등 오감의 기관에 흐르는 생명 전류를 효율적으로 조절하게 해준다.

이와 같이 감각을 단절시키는 능력의 체득은 내면의 실재에 대한 합일에 이르게 해준다.

크리야는 척추와 연수와 미간을 통해 쁘라나얌Pranayam-크리야 호흡을 하면서 여섯 감각이 조용해지며 그로 인해 감각작용과 생각이 고요해지게 된다. 그와 함께 심장과 폐가 안정되고 조용해지게 된다.

호흡이 없으면 생각이 존재하지 않는다. 호흡이 조용해지면 생각은 일어나지 않는다. 여섯 감각이 조용해지는 것은 실제적인 명상, 사마디에 있어서 핵심적이다. 감각작용 즉, 생각이 조용해짐으로 스따라sthira- 내적인 완전한 고요에 이를 수 있게 된다. 완전한 고요sthiratva와 평온 속에서 지고의식God, 내적실재를 만나게 된다. 이러한 특징을 갖는 것이 크리야이다.

4. 명상의 경험과 발전

 명상-크리야의 발전은 자연의 원리와 같이 일어난다. 씨앗이 발아할 수 있는 조건이 갖추어 졌을 때 발아하게 된다. 이것은 지극히 이치에 맞는 것이나 그것을 자각하고 씨앗이 발아할 수 있는 조건이 마련되고 실천적인 토대를 갖추는 수련은 잘 이루어지지 않고 있다.

그러한 토대의 과정 없이 바로 명상으로 진입한다. 우리 주변의 명상 체계는 이와 같이 토대를 구축하는 명상의 과정 없이 대부분 진행된다.

 예외적으로 티벳불교 수행체계는 깊이 있는 수행과 명상의 실천에 앞서 사가행이라는 것이 있어 그것을 먼저 1년여 정도 수행한 후에 실제적인 과정으로 진입한다. 이것은 매우 바람직하고 정상적인 것이다.

 그러나 대부분의 선이나 명상 과정은 이와 같은 실제적인 예비 과정을 두지 않고 있으며 깊게 인식하지 못하고 있다. 바로 선이나 명상 수행으로 진입한다. 이것은 현실이다.

 크리야요가에서도 예비과정은 전통적으로 있어 왔다. 실제적인 수행 요가의 전통은 체계적으로 스승에 의해서 단계적으로 바탕을 다지며 깊어지는 형태로 전해져 왔다. 그럴 때 실제적인 개화가 일어난다.

 "명상의 대상을 잘 바라볼 수 있는 토대가 갖추어지는 것은 매우 필요한 것이고 그것을 바탕으로 해서 실제적인 명상과 크리야가 일어날 수 있다".

그러한 토대는 여러 방편에 의해 마련되는데 명상의 발전을 이루고 사마디에 samadhi 이르는 것은, 호흡의pranayama 안정성을 기르는 것과 효율적인 쁘라나얌의 수련에서 온다. 그러한 쁘라나얌에 기초한 실천적 수련 이후에 명상과 크리야는 발전의 조건이 마련된다.

그러한 토대 속에서 명상이 일어날 때, 그것은 깊어져 간다. 명상 중에 자신은 몸이 아니라는 것을 실제적으로 느끼고, 순수의식을 경험하고 내면에서 그것의 현전現前을 바라보게 된다.

그러할 때 몸의 생명력, 쁘라나는 온몸에서 잔잔하게 퍼지고, 깊은 명상에서는 자신이 앉아 있는 것과 그 몸에 대한 자각이 사라지기도 한다. 그러한 명상에서, 우리는 해방과 지혜를 향해 간다.

실제적인 명상이 발전되어 갈 때, 호흡은 사라지고 순수한 소리Devine sound, 빛Devine light, 바이브레이션등이Devine vibration 일어나기도 하고 그것을 경험한다. 자신의 오감, 모든 감각을 잃어버릴 때, 우리는 진정한 자유와 무위의 본질을 경험한다.

이어지는 사마디samadhi 속에서는, 자신의 마음에서 일어나는 사념들과 에고의 자아의식으로 부터 자유로움을 경험한다. 머리로 알고 깨달은 것에서 실제적 체득으로 알게 되는 것에 이르는 것이다. 바로 그때는 실제적으로 분별이 녹아든 무분별이 무엇인지를 체득하는 것이다. 그것은 머리로 알고 말하는 것과 다르다. 그러한 가운데 자신은 자유로우며 해방을 깨닫는다.

이 모든 과정은 바가바드 기따의 가르침처럼, 명상의 결과에 대한 기대를 내려놓고 nishkam karma 묵묵히 실천해 갈 때. 이르게 된다.

명상의 열매에 대한 갈망과 기대를 내려놓고 명상의 대상에 그저 자각과 효율적인 알아차림을 Awareness 이어가는 것을 적절한 때에 열매에 이르게 될 것이다.

명상이 일어날 수 있는 그 토양을 갖추는 예비수련을 행하고 크리야를 kriya 실천해가며 지고의식 God, 진리에 대한 사랑과 내맡김으로 surrender 걸어가는 것은 진실한 명상의 열매에 이르게 한다.

5. 명상에서 진실한 발전의 표시

 명상은 형성되기 어려운 습관들 중의 하나로 보일 수 있다. 초심자들의 많은 이들은 명상의 빠른 결과를 얻는 것에 대한 기대를 가지고 있다. 명상의 열매는 느리게 온다. 그러나 꾸준히 실천한다면 반드시 열매 맺는다. 다수의 사람들은 명상에서 오는 경험을 느끼는 것에 대해 다소의 갈망을 가지고 있다.

 다른 사람들은 그들의 노력이 천상의 빛이나 신적인 경험으로 보상받기를 기대하지만, 이는 성숙하지 않음을 드러낸다. 진실한 경험은 지속적으로 이어지고 자리 잡은 내적인 발전에 의해서 일어난다. 무르익지 않은 상태에서, 일어난 현상들에 대한 경험은 일반적으로 환영에 가까운 것이다.

 잠재의식의 마음에서 일어나는 그와 같은 이미지를 피하려면, 명상하는 동안에 눈 섶 사이의 가운데 지점에 눈을 반개한 체로 안정되고 견고하게 바라보는 것이다. 그곳은 효과적인 집중의 자리이고 초의식 인식의 지점이다.

 무엇보다도 진리, 지고의식인 신God보다 영적인 경험을 더 사랑하거나 갈망하지 말라.

명상의 진전에 대한 진실한 표시는 다음과 같다.

* 명상중에 늘어나는 평화로움
* 고요함의 깊어짐과 늘어나는 지복감
* 내면인식의 고요한 직관을 통하여 자신의 이해와 스스로의 물음에 대한 답을 찾는 것이 깊어진다.
* 일상의 생활에서 정신과 몸이 조화롭다.
* 세상적이고 물질적인 것들에 대한 끌림보다 명상 상태의 평화로움에 머무는 것에 대한 사랑과 이해가 깊어진다.
* 세상에 대한 조건적이지 않은 사랑하는 마음의 확장
* 신과의 실제적 만남, 명상 속에서 모든 곳의 내면과 밖을 초월한 그의 편재함과 현현을 깨닫는다.

— 빠라마한사 요가난다 —

위의 요가난다지의 말씀은 명상의 결과에 대한 기대를 내려놓고 실천할 것을 말하고 계신다. 기대는 오히려 발전을 더디게 하고 길에서 이탈되는 원인으로 작용할 수 있기 때문이다.

"니슈깜 까르마nishkam karma" 행위의 결과에 대한 기대 없이 행하라는 바가바드 기따의 말과 닿아 있다.

명상적인 신비한 경험에 대한 다소의 갈망보다 지고의식인 신을God, 그 자체를 사랑하고 지속적인 명상의 실천을 통하여 자신의 참본성인 그 신을 깨닫기를 바란다.

6. 크리야요가의 배경원리

크리야Kriya는 크리야 요가 시스템의 기능적인 측면이자 강력한 수행 기법이다. 이 기법은 우주 태양계의 보편적인 천체 운동 패턴에 맞춰 설계되었으며, 이를 요가의 신체적, 정신적 수련과 조화시킨다.

비록 많은 요가의 수련이 '크리야'로 불릴 수 있지만, 슈리 샤마 차란 라히리 마하사야Shri Shri Shyama Charan Lahiri Mahasaya에 의해 가르쳐지고 전수된 기법이 보편적으로 크리야로 알려져 있다. '크리야'라는 단어는 실제로는 행법을 의미한다.

이러한 일의 목적을 기따Gita에 나오는 까르마Karma의 본질적인 개념과 일치시키기 위해, 크리야 기법은 태양과 그 행성 및 위성의 움직임에 대한 개념의 패턴에 따라 이루어졌다.

고대로부터 인도의 영적인 지도자들은 우주Brahmanda에 있는 모든 것이 즉 '존재' 안에도 있다고 여겼다. 인체 내에서 영혼이 자리 잡고 있는 뇌는 신체의 '태양' 원리로 간주 되며, 인간의 마음은 '달' 원리로 간주 된다. 이러한 원리들을 기반으로, 호흡의 힘을 사용하여 달 원리인 마음을 태양 원리인 뇌와 가장 가까운 지점 사이에서 슈슘나Shushumna를 따라 이동시키는 기법이 개발되었다.

뇌의 가장 가까운 지점과 슈슘나를 따라 가장 먼 지점 사이에서 마음이 한 번 완전히 이동하는 것을 그 사람의 몸 안에서 실현되는 순환과 동등하게 간주한다. 크리야 요기들은 이러한 한 번의 움직임을 '크리야'라고 부른다.

크리야를 한 번 완료하는 데는 1분도 채 걸리지 않는다는 것을 쉽게 알수 있다[1].

크리야를 반복함으로써 사람은 평생 동안 짧은 시간에 유가[2]와 맞먹는 수행을 이룰 수 있다. 크리야 요기들은 수천 년에 걸쳐 더 높은 유가에서 발현되는 정묘한 미덕과 능력들을 동등한 횟수의 크리야를 수행함으로써 얻을 수 있다고 말한다.

크리야 기법에는 또 다른 중요한 특징이 관련되어 있다. 인간 안에서 마나스Manas 즉 마음과 쁘라나Prana, 즉 빤차 따뜨바Pancha Tattva라는 다섯 가지 원소의 근본 원리에서 발현되는 다섯 가지 라자스적인 동적인 원리들의 총합이 서로 얽혀있다.

마음은 위 빤차 따뜨바의 다섯 가지 긍정적 또는 사뜨바Sattva 원리들의 총합이다. 쁘라나와 마나스의 기능은 감각 기관과 행위 기관의 속성을 포함하여 다양하다. 생명의 표현은 쁘라나의 움직임에 있으며, 위의 조건의 결과로 마음 역시 쁘라나와 함께 이 움직임에 얽히게 된다.

크리야 수행의 결과는 쁘라나의 움직임이 점차적으로 진정되어 고요해지는 것이다. 쁘라나가 진정됨에 따라 마음은 쁘라나로부터 풀려나 동요하는 상태에서 해방되는데, 이는 존재가 해방에 이르는데 매우 중요한 의미를 지닌다.

---

1) 6개의 척추센터chakara를 들숨과 날숨으로 순환하는 것을 말한다.
2) 유가yuga는 시간의 길이를 나타낸다. 시대. 기간의 의미를 지니며 1유가의 길이는 각 유가의 길이마다 차이가 있지만, 432,000년에서 1,728,000년에 이른다.

더불어 쁘라나의 움직임을 고요하게 제어함으로써 평소에 쉬지 않고 계속 활동하는 불수의 신경들도 휴식을 취하게 되어 상쾌해진다. 수의 신경은 잠을 자거나 누울 때 필요한 휴식을 얻지만, 휴식을 취해야 하는 불수의 신경은 그렇지 않다. 크리야 수련은 삶의 이러한 중요한 측면에 기여한다.

크리야의 효과에 대한 과학적 설명을 시도하며, 다음과 같이 자세히 설명된다. 사람의 심장은 신진대사 과정으로 인해 축적된 내부의 탄소를 산화시키기 위해 호흡을 통해 산소를 끌어들이기 위해 박동한다.

크리야 쁘라나얌과 관련된 깊은 호흡은 평상시보다 더 많은 산소를 끌어들이며 심장에 잠시 동안의 휴식을 주고, 그와 연결된 불수의 신경에도 휴식을 준다. 이를 통해 심장이 약간의 휴식을 얻을 뿐만 아니라 마음도 쁘라나의 '지배'로부터 잠시 해방된다.

바가바드 기따Bhagavad Gita에서 요가 구도자인 아르주나가 마음의 다루기 어려움을 스리 크리슈나Shri Krishna에게 이렇게 말한다.. "오, 크리슈나여, 마음은 다루기가 매우 어렵고, 매우 강하며, 완고합니다. 저는 마음을 제어하는 것이 바람을 제어하는 것만큼이나 극도로 어렵다고 생각합니다."

내면의 해탈에 이르기 위해 크리야를 채택하는 것은 그 자체로 막대한 이점이 있다. 마음을 제어하는 것과 함께 크리야 요기는 우빠니샤드Upanishads와 바가바드 기따등의 진리를 깨닫고 우리의 삶에 적용하게 된다.

오랜 세월 동안 크리야는 보통 인간 사회에서 떨어져 살던 고행자들과 성자들의 전유물이었다. 이 크리야가 너무나 높이 평가받았고 헌신적으로 수행함으로써 얻을 수 있는 가능성이 매우 컸기 때문에, 초기 대가들은 오직 선택받고 자격 있는 소수만이 이 비법을 전수 받아야 한다고 생각했다.

이는 혹시라도 시스템이 잘못 수행되어 세속적인 이익을 위해 사용되거나, 이 귀중한 기법이 어떤 식으로든 변질되거나 오해되는 것을 막기 위함이었다.

인도의 긴 영적 노력의 역사 속에서, 많은 건전한 종교적, 영적 가르침들이 무분별한 전파로 인해 달갑지 않은 진부하고 저속한 특징으로 변질되고 쇠퇴했음이 발견되었다. 크리야 요가 초기 구루들의 엄격한 태도는 이 시스템이 다른 많은 귀중한 영적 가르침들처럼 더럽혀지고, 격하되며, 일탈하는 것을 막았다.

7. 크리야요가의 태동

 크리야요가의 혜택이 대중에게 전해지는 계기가 마련되었다. 19세기 중반, 구체적으로 1861년에 샤마 차란 라히리Shyama Charan Lahiri가 등장하면서 무너졌다. 이것은 대중에 대한 라히리 마하사야의 넓은 마음과 무한한 사랑의 배려였다. 그의 간절한 기도는 결국 스승의 마음을 누그러뜨렸고, '얼음'은 녹았다. 그는 신과 같은 스승으로부터 자격이 있고 진정으로 원하는 사람, 심지어 가정생활을 하는 사람까지도 크리야의 비밀에 입문시키는 것을 허락받았다.

 그리하여 전국과 해외로 점진적으로 퍼져나간 크리야의 근원은 바로 샤마 차란 라히리 마하사야가 되었다. 크리야 수행자들은 이 점에 대한 그의 아낌없는 관대함에 대해 언제나 자애로운 라히리 마하사야를 기억할 것이며, 마음속 깊이 그의 기억을 숭앙할 것이다.

 위의 내용에서 분명히 알 수 있듯이, 라히리 마하사야는 크리야 요가의 창시자가 아니었다. 그는 자신의 스승인 성스러운 바바지 마하라지Mahamuni Babaji Maharaj로부터 이 기법을 받았으며, 바바지 마하라지께서 고대로부터 요기들에게 전해지다가 희미해진 것을 다시 이 세계에 복원시키신 것이다.

 군부대 소속 토목 공사 부서에서 일하던 쉬아마 차란 라히리 바바는 공식적으로 현재 인도의 우타르 프라데시 주 근처 히말라야에 위치한 라니켓Ranikhet으로 즉시 이동하라는 지시를 받았다. 나중에 밝혀진 바로는, 그에게 내려진 공식 지시는 실수로 발부된 것이었으며, 실제로는 사무실의 다른 직원이 가야 했다.

히지만 이 실수는 쉬아마 차란 라히리 마하사야뿐만 아니라 미래의 모든 인류에게 헤아릴 수 없는 가치를 지닌 것이 되었다.

라니켓에 머무는 동안, 그는 예상치 못한 이상한 상황에서 한 요기 성자를 만났고, 그 성자는 그를 자신의 동굴로 데려가 자신의 정체를 밝혔다. 그가 바로 바바지 마하라지 본인이었다.

대화 중에 그는 라니켓으로 자신을 보내라는 사무실의 실수가 우연이 아니었으며, 성자의 요가 능력에 의해 야기된 것이라는 말을 들었다. 바바지 마하라지는 전생에도 그의 스승이었다고 한다. 성스러운 바바지가 그의 몸을 만진 후에 샤마 차란은 그 사실을 깨달았다.

간단히 말해, 샤마 차란은 바바지 마하라지에게 크리야 요가의 수행법을 전수 받았고, 라니켓에 머무는 동안 고차원적인 단계로 빠르게 발전했다. 결국 사무실에서 실수를 감지하고 그에게 돌아오라는 지시를 보냈다. 이때 샤마 차란은 이미 스승과 크리야 요가의 지복에 완전히 헌신한 상태였다.

그는 존경하는 스승의 신성한 곁을 떠나지 않겠다고 결심했다. 그러나 그가 스승에게 이 문제에 대해 속마음을 털어놓았을 때, 그는 다른 지시를 받았다.

스승은 샤마 차란에게 돌아가서 이전의 가장家長으로서의 삶을 다시 시작하라고 명했다. 그는 그 삶을 사는 동안 그를 위해 많은 중요한 임무들이 준비되어 있다고 들었다. 라히리 마하사야는 처음에는 반대하며 남은 여생을 스승과 함께 보낼 수 있도록 간청했다.

그러나 결국 그는 설득되어 동의하게 되었다. 그 과정에서 그는 자애로운 스승에게서 두 가지 양보를 성공적으로 얻어냈다. 그중 하나는 동료 가장들에게도 영적인 위안을 얻도록 돕기 위해 크리야 요가를 전수할 수 있는 허락이었다.

그리하여 라히리 마하사야는 자신의 예전 환경으로 돌아왔을 때, 그는 이전과는 다른 사람이었다. 그는 성취한 요기이자 크리야 요가라는 새로운 체계의 심오한 요가 구루가 되어 있었다.

이후 수년 동안 적절한 권한을 부여받은 깨달은 제자들과 그 제자들의 제자들이 크리야 요가의 메시지와 가르침을 전국으로 전했고 빠라마한사 요가난다는 서구로 전파했다. 다만, 현재 서로 다른 단체들이 가르치는 시스템에는 약간의 차이가 관찰되지만, 기본적인 특징들은 여전히 온전하게 유지되고 있다는 점을 언급할 수 있다.

라히리 마하사야는 세속적인 삶을 사는 사람들에 대한 친절함과 연민 덕분에 신성한 삶을 열망하는 모든 이에게 비밀스러운 크리야 요가의 문을 열어주었다.

크리야의 수행에는 바가바드기따, 요가 수뜨라, 딴뜨라의 경전들의 지식과 정수들이 포함되어 있다. 가시적인 결과를 얻기 위해서는 크리야를 반복적으로 일념으로 집중하여, 그리고 지속적인 방식으로 기대 없이 수행해야 한다고 권장된다.

8. 예비수련을 통한 토대의 마련이 지니는 의미

 크리야 요가는 단순한 호흡법이 아니다. 그것은 인간의 생명력prāna을 정화하고, 신성한 의식으로 상승시키는 고대의 과학이다. 그러나 그 미묘한 과학을 진정으로 수행하려면, 먼저 몸과 마음의 그릇을 준비해야 한다. 티벳불교의 수행 체계에서 본 수행으로 들어가기 전에 사가행四加行, ngöndro - 예비수행 - 을 통해 마음과 자아ego를 정화하듯, 요가에서도 크리야에 앞서 수행자의 몸과 마음, 나디nadi를 정화하는 예비 과정이 필수적이다.

- 정화의 필요성 -
 정화는 토대를 갖추는 개념임과 동시에 수승한 의미도 지닌다. 정화되었다는 것은 열매를 맺는 것이고, 존재 본연의 상태를 회복하는 것이다. 이러한 실제적이고 내면의 깊은 체득에는 반드시 정화가 함께 한다.

 그러나, 마음의 진리와 명상을 가르치는 체계에서 실제적인 몸과 마음의 준비, 그러한 정화와 토대의 과정을 거치고 본 수행에 들어가는 곳은 티벳불교의 사가행 수련을 빼고는 찾아보기 쉽지 않다. 바로 참선을 시작하고 명상, 혹은 분별을 내려놓는 마음공부를 시작한다. 우리의 몸의 신경계나 생명력 prana에는 불균형이 있다. 의식의 층에는 그동안 쌓여온 삼스까라들이 있어서 내의지와 다르게 생각, 감정들은 일어나고 있다.

 그러한 가운데, 존재의 변형과 여여함은 쉽지않다. "나무는 고요하고자 하나, 쌓여진 기억, 감정의 층에 의해 존재의 의지와 상관없이 내면의 바람은 일어난다."

- 존재의 정화 Self-Purification -

이것은 몸과 기억 또는 모든 물질적, 에고적 사념들이 쌓인 생각들Chitta을 청소하는 것이다. 몸의 정화는 나디Nadi들을 깨끗하게 하는 것을 의미한다.

기억의 창고에 저장된 사념들을 정화하는 것은, 이 저장된 것들을 깨끗하게 청소하는 것이다. 다르게 말하면 정화Purification가 의미하는 것은 다섯 감각들에 대하여 자유로운 통제력을 갖는 것이다. 그렇게 하면 마음은 소리와 접촉에서 오는 것과 눈에 보이는 대상, 맛, 향기 등 오감에 의해서 산만해지지 않게 되는 것이다.

이 단계에서 마음은 외부 감각들을 조절하는 것에서 오는 어떠한 신호에도 영향을 받지 않게 된다. 이것이 정화가 지향하는 것이다.

- 빠라마한사 요가난다는 "요기의 자서전"과 바가바드기따 주석God Talks with Arjuna에서 반복해서 말한다. "진리는 섬세한 진동 속에 깃든다. 거친 마음과 흐트러진 쁘라나는 그 진동에 접근할 수 없다."

이는 크리야 요가가 단순한 기술이 아니라, 정화된 쁘라나의 상승과 그에 따른 의식의 변화를 전제로 한다는 뜻이다.

라히리 마하사야께서도 제자들에게 "먼저 호흡pranayam을 다스려라. 호흡이 다스려지면 마음이 고요해진다"고 강조했다. 마음은 쁘라나의 그림자이기 때문이다. 거친 감정, 불규칙한 생활, 과식과 게으름 등은 쁘라나의 흐름을 혼탁하게 만들어, 크리야와 명상의 효과를 약화시킨다. 따라서 수행자는 먼저 신체적·정신적 정화를 통해 "조화로운 내면의 바탕을 조성해야 한다.

- 예비적인 수련: 신체와 쁘라나의 정돈 -

요가난다는 크리야 전 단계로서 홍소Hong-Sau 명상과 몸의 에너지를 균형있게 조율하는 것Energization Exercises을 제시했다. 전자는 기본적인 쁘라나얌의 수련으로 집중력과 내적 고요를 길러 마음을 안정시키며, 후자는 의식적으로 쁘라나를 조절하여 신체의 에너지 통로를 깨끗이 하는 수련이다.

이 두 수련은 티벳의 사가행처럼 정화와 헌신, 에너지 통합의 예비 단계로 작용한다. 그 밖에 전통적 요가에서 예비 수련으로 권장하는 항목들은 다음과 같다. 기본적인 아사나asana 채위를 통해 신체를 정돈하고, 나디를 부드럽게 열어 쁘라나의 흐름이 고르게 되게 하고 명상좌법asana을 원만하게 만들어간다. 야마-니야마Yama-Niyama 내면의 윤리적 정화를 통해 마음의 동요를 줄이고, 사마디의 씨앗을 심는다.

정화호흡Anuloma-Viloma, Nadi Shodhana등 좌우 나디의 균형을 이루어, 크리야의 미세한 쁘라나 순환이 자연스럽게 일어나게 돕는다. 이러한 단계들이 어느 정도 안정되면, 수행자는 크리야 쁘라나야마를 수행할 준비가 된 것이다.

- 쁘라나야마의 성숙과 크리야 명상의 발전 -

몸과 마음이 정화되고 쁘라나야마가 일정한 숙련에 이르면, 크리야 요가의 수련은 비로소 효율적으로 작용한다. 준비되지 않은 상태에서는 쁘라나의 흐름이 거칠고 산만하여, 크리야 중에도 에너지가 척추 중심을 따라 오르내리지 못한다. 그러나 정화된 신체와 고요한 마음, 균형 잡힌 호흡이 이루어지면, 수련자는 쁘라나의 내적 움직임을 섬세하게 인식하고 조화롭게 이끌 수 있게 된다.

"쁘라나야마를 통해 에너지가 균형을 얻을 때, 명상은 자연스럽게 깊어진다". 쁘라나의 균형은 곧 마음의 안정이며, 그 안정 속에서 의식은 점점 미세한 차원으로 침잠한다. 이 단계에서 크리야는 더 이상 의지적 호흡조절이 아니라, 쁘라나의 자발적 상승과 내면의 명상적 흡수인 디아나dhyāna 로 변한다.

결국 예비적인 쁘라나야마pranayam는 크리야 요가의 "문을 여는 열쇠"이자, 명상이 진정으로 확장되는 발판이다. 신체가 정화되고, 마음이 맑아지고, 쁘라나가 중앙 통로로 흐를 때, 수행자는 크리야의 진정한 의미, 생명력의 상승을 통한 신과의 합일을 경험하게 된다.

- 내적 준비의 의미 -

빠라마한사 요가난다지는 말했다. "크리야는 신에게 다가가는 왕도이지만, 준비되지 않은 마음에게는 그 문이 닫혀 있다. 정화된 쁘라나 속에서만 신성한 의식이 깃든다."

따라서 크리야 요가의 예비 수련은 단지 '기초 단계'가 아니라, '내적 조건을 갖추는 과정'이다. 수행자는 이를 통해 쁘라나와 마음의 미세한 상호작용을 체험하고, 그 결과 크리야의 미묘한 내적 순환을 실제로 체험할 수 있는 토대를 마련한다.

요컨대, 티벳불교의 사가행이 업과 자아를 녹여내는 정화의 도라면, 크리야 요가의 예비 쁘라나야마는 생명력 자체를 정제하여 영적 상승의 통로를 여는 길이다. 그 토대 위에서 수행되는 크리야는 단순한 호흡법이 아니라, 쁘라나를 통한 의식의 해탈로 나아가는 내적 여정이 된다.

9. 크리야 수련의 길 쁘라나얌 Pranayam -

- 쁘라나얌 체득의 의미 -

크리야 수행에 앞서 쁘라나얌의 체득은 매우 중요하다. 쁘라나얌pranayama 의 몸과 마음의 정화에 직접적이다.

고대의 요기들은 지고의식이Cosmic consciousness 호흡의 완전한 체득과 밀접하게 연결되어 있음을 발견했다. 어것은 인도의 독특하고도 멈추지 않는 세상에 대한 공헌이다. 생명력prana은 통상적으로 심장의 끊임없는 펌프질을 하는 것에 이용되고 흡수된다.

내적으로 수승한 실제적 경험과 체득을 위해서는, 끊임없이 일어나는 호흡의 요구를 진정시키고, 완전히 고요하게stillness 이르게 하는 방법에 의해서 그 요구로부터 자유로워져야 한다.

- 스리 육테스와르지 -

마음과 호흡은 같이 움직인다. 호흡의 질은 곧 마음의 질이고, 마음의 상태는 호흡의 상태와 같이 움직인다. 호흡의 체득은 곧 삶의 안정과 질적인 평안으로 이어진다.

호흡의Pranayam 기본에 대한 연습을 통해 그것을 체화하고, 그것은 크리야 쁘라나얌을 효과적으로 실천할 수 있게 큰 도움을 준다. 그래서 쁘라나얌의 체득은 크리야 수련에 앞서 필요한 것이고 그것은 자기본질의 깨달음이 Self-Realization고 이 삶 속에서의 실현에 이르는 길이다.

쁘라나얌의 실천과 크리야 쁘라나얌이 깊어질 때, 심장은 끊임없는 박동의 요구로부터 자유로워지는 순간을 만나게 된다. 그것은 본성과 실재와의 만남으로 이어진다.

그 상태에서 깊은 고요의 소리와 devine sound 빛 devine light, 바이브레이션을 devne vibration 만나게 되고 그것이 깊어 졌을 때 실재를 Brahman-Reality 일별하게 된다.

몸과 마음은 온전히 연결되어 있으며 같이 흐른다. 적절한 호흡의 실천과 그것을 통한 마음의 여유와 쁘라나의 prana 고요에 이르게 되며 쁘라나의 고요를 통해 크리야요가의 열매에 이르게 된다.

- 쁘라나얌의 효과 -

쁘라나얌 Pranayam은 마음이 불안정하게 산만한 상태에서 평온한 상태로 되는데 도움을 주고 우리의 전체적인 성격을 변화시킨다. 불필요한 흥분과 탐욕・물질적 욕망에 대한 집착과 남을 속이는 행위와 분노 등을 제거한다.

더러운 물을 휘저을 때 더러운 것들은 가라앉게 되어 물과 분리되고 깨끗한 물만 남는다. 쁘라나얌을 수련하는 것은 우리의 성향들을 휘젓는 것과 같다. 쁘라나얌의 수행으로 사람의 성격은 완전히 변화될 것이고, 해방과 궁극적 구원을 얻게 될 것이라고 말할 수 있다. 쁘라나얌을 수련하면 마음은 우리의 통제 아래 놓이게 되는 것이다.

이러한 길을 통해서 우리의 마음을 꾸따스타에 고성시킬 수 있다. 그 이후에 내면의 힘을 얻고 신God이 우리와 함께 빛나는 느낌을 얻게 된다. 그와 함께 어떤 표현하기 힘든 행복감을 지속적으로 느끼게 되는 것이다.

이러한 길을 통해서 마음은 궁극적으로 아갸 짜끄라에서 안정된다. 이러한 단계 후에 우리는 사마디Samadhi를 얻는다. 사마디를 얻고 나서 마음이 언제나 신을 향해 붙어있는 것을 의미하는 쁘라갸Pragya가 찾아온다. 그 뒤에 존재의 깨달음Self-Realization, 참 존재의 실현이 일어난다.

참본성의 실현Self-Realization 후에 해방과 구원으로 인도하는 짜이딴야Chaitanya 사마디 또는 아쌈쁘라갸따Asamprajnata사마디를 얻게 된다.

10. 크리야요가를 위한 호흡 Pranayam

　라히리 마하사야Lahiri Mahasaya께서 가르친 크리야 요가Kriya Yoga, 그중에서도 크리야 쁘라나야마Kriya Pranayama는 아주 깊이 있는 호흡과 명상이다. 다만, 이 가르침은 전통적으로 스승Guru을 통해 직접 구전으로 배우는 것이 원칙이다. 이유는 단순한 호흡법pranayama 그 이상으로, 수행자의 에너지 시스템과 의식 수준에 맞춰 미세한 조정이 필요하기 때문이다.
　.
　쁘라나얌은Pranayam 들숨과 날숨에 대한 지속적인 지켜봄이awareness 이어지는 것을 말하고, 그 쁘라나얌에 의미 있는 호흡의 보유가kumbhak 함께 하는 총체적인 것을 나타낸다.

　이 쁘라나얌-쁘라나야마는 크리야 요가의 주요한 수련 방법이다. 그러기에 쁘라나얌의Pranayam 안정성 숙달 정도가 크리야 요가의 열매를 얻어 가는데 중요한 필요 요소이다. 이 쁘라나얌은 크리야 요가 뿐만 아니라, 모든 명상 체계에서 실제적인 토대가 된다. 쁘라나얌을 통해서 몸과 마음이 명상이 일어날 수 있는 준비가 되기 때문에, 이러한 것을 생략하고 명상에 바로 진입하는 것은 명상과 크리야요가의 과정 가운데 어려움을 내포하고 실천하는 노력에 비해 효율성이 떨어지는 요인이 될 수 있다.

　쁘라나얌은 우리의 마음에 직접적인 관계를 가지고 있어서, 안정인 쁘라나얌의 실천을 통해서 우리는 생활 속에서 안정된 편안함을 느끼고 행복감은 증장되어 간다.

들이쉬고 내쉬는 길이가 일정한 징도의 길이로 될 때, 크리야 진입의 조건이 될 수 있다. 점진적 크리야 쁘라나얌의 실천으로 호흡은 길이는 들숨, 날숨이 10초대에서 각15초 대에 이르고 수승한 정도로는 20초에서 22초에까지 이르게 된다. 그리하여 한 호흡이 40초대에 이르는 것이다.

20초 정도에서 안정되게 들이쉬고 내쉬며 쁘라나얌을 한다는 것은 이미 내적으로 의미 있는 토대가 마련된 것이고 크리야는 시간이 흐름에 따라 의미 있게 발전하게 된다.

쁘라나얌을 통해 사람의 정신과 육체에서 중요한 통로인 척추를 자기화시키고magnetized 아갸Ajna의 중심을 의미 있게 바라보아 가면서 크리야의 빛은 밝아 온다. 이러한 쁘라나얌의 실천 방법에서 참고가 될만 한 것을 간략히 말씀드리면 다음과 같다.

◇ 자연스럽게 이어지는 들숨과 날숨의 연습이 쁘라나얌 전체에서 아주 중요한 의의를 갖는다 그 호흡은 기본적으로, 우리가 태어난 원래의 호흡방식인 숨을 들이쉴 때 배가 나오고 내쉴 때 자연스레 배가 안쪽으로 들어가는 방식입니다, 이것을 사하자 쁘라나얌Sahaja pranayam 이라고 한다.

이 사하자 호흡의 방식으로 들숨과 날숨에 대해서 시간날 때 마다 자연스럽게 지속적으로 행하고, 시간이 지나면서, 처음에는 다소 편하지 않았던 호흡의 질이 편해지는 것을 경험 하게 된다. 이러한 호흡을 통해서 호흡은 안정적이며 길어지게 된다,

호흡이 길어지는 것은 명상의 질을 높여주고 크리야 요가를 깊게 해주는 아주 주요한 요소이다. 이러한 호흡이 안정되면 호흡을 들이 쉬면서 복부가 주로 채워지고 이어서는 자연스러운 범위 내에서 일부 흉곽에 채워지는 방식으로 호흡을 이어갈 수 있다.

◇ 이러한 호흡의 실천 방법은 다음과 같다.
- 처음애는 자연스러 호흡으로 들숨과 날숨의 비율을 1:1로 5~10분정도 진행한다. 예를 들어 5초 호흡을 바라보면서 들이쉬고 5초간 자연스레 지켜보며 내쉬는 것이다. 들어가는 숨과 나가는 숨의 온전한 자각을 통해 이어간다.

호흡의 길이는 자기에 맞게 4초,5초, 혹은 6초등으로 시작해서 점차적으로 늘려 나간다.

이와 같이 행한 후에는 내쉬는 호흡을 들숨보다 조금 길게 길게 내쉬는 방법으로 10분정도 이어 간다. 이러한 호흡은 우리의 신경체계를 안정시켜주고 심박을 편하게 해주어 감각기관을indriya 조용하게 해준다. 이것은 매우 깊은 의미를 갖는다.

이러한 방식으로 꾸준히 실천해 가면 우리의 호흡은 유의미하게 길어지고, 들숨과 날숨을 할 때에 목 안쪽에서 발생하는 호흡의 소리를 계속 자각하면서 이어간다. 이 소리를 알아차리는 것은 여러 면에서 유익한 점을 준다.

크리야에서 말하는 호흡의 길이는 한 호흡의 길이는 최대치가 44초에서 45초에 달한다. 이 길이는 요기들이 행하던 길이이다. 호흡의 길이가 일정 수준으로 길다는 것은 깊은 명상에 이르는 중요한 의미를 담고 있다.

이러한 길이에 이르는 것은 스승의 지도를 받을 필요가 있고, 우선은 점진적인 수련을 통해 한 호흡이 20여 초에 도달하는 것을 연습하고 그 길이로 쁘라나얌을 해가면서 조금씩 늘려 가는 것을 권한다.

이와 같이 실천하여 그 이익을 얻게 되고, 크리야에 필요한 쁘라나얌의 역량이 만들어진다.

11. 함 사 Ham Sa-So Ham (Hong Sau) 사다나 sadhana

함사 사다나는 두 음절 만뜨라를 반복하는 행법으로 단순하지만 효과가 깊으며 전통적으로 오래 실천되어 온 방법이다. 아자빠 자빠 ajapa japa, 아자빠 가야뜨리 등 여러 이름으로 전해진다.

아주 오랜 요가의 전통에서 나가고 들어오는 호흡을 Ham Sa나 So Ham, 또는 홍소 Hong Sau로 알아차리고 awareness 자각하는 것은 사마디에 이르는 실재적인 토대를 제공하였다. 그것을 세밀하고 섬세하게 발전적인 방법으로 접근하게 되면 깊은 내적 합일에 i 이르는 실천적인 방법이었다.

빠라마한사 요가난다지는 이것을 홍소 Hong Sau 사다나로 해서 크리야요가의 예비 행법으로 가르치셨다. 이 함사 사다나는 예비 행법으로도 중요하지만 섬세한 단계의 사다나로 발전시키면 매우 깊은 수행법이 될 수 있고 요기들이 실천한 행법이다.

　* So'ham'सोऽहम्', Ham Sa는 " 나는 그이다" 의미를 담고 있는 표현으로, Ham Sa는 ""나는 그것이다""라는 뜻이다. "당신은 그것이다"Tattvam Asi" - 당신은 진리이며 본질, 실재라는 의미이다. 요가의 진리에서 자주 사용되는 문구이며 이는 개인의 본질이 우주적 실재와 동일하다는 깨달음을 나타내며, 비이원성의 표현이다.

요가는 본래 합일과Union 결합을 의미하고, 이 함사는 바로 그것이고 그것에 이르는 실천의 행법 이기도 하다. 함사의 본래 의미를 잘 체득한 만큼 함사 사다나는 그 효과와 깊이를 드러낸다. 그래서 이 의미에 녹아들면서 하는 것이 매우 중요하다.

1. 자연스레 케차리무드라 형태의 혀를 입천장에 말아서 붙이고 호흡을 이어가며 목 주변에서 나는 소리를 듣는, 웃자이 형태의 호흡을 한다. 이때 들숨 할 때 나는 소리를 함Ham으로 날숨시 나는 소리를 사Sah로 마음속으로 자각하며 듣는다.

2. 들숨이 이어지는 내내 그 소리를 마음에서 Ham으로 계속 암송하고 숨의 전체를 알아차리고awareness, 날숨의 소리를 날숨의 시작부터 끝까지 Sah로 암송하고 숨의 전체를 알아차리는awareness 것이다.

　핵심은 숨의 시작부터 끝까지 Ham Sa Japa 만뜨라로 바라보는 것이다. 만뜨라를 반복하는 것을 자빠라Japa 한다.

　숨의 전체를 바라보는 데 집중하지만 마음의 애씀이나 힘을 빼고 지켜보는 것도 중요한 점이다. 이렇게 들숨과 날숨, 호흡이라는 몸의kaya 전체를 Ham Sa Japa 만뜨라로 지켜보는 것이 함사 자빠Ham Sa Japa- 만뜨라 호흡 명상법의 핵심이고 섬세한 단계의 방법으로 Ham Sa를 거치며 그것은 요가의 쁘라띠아하르-다라나-디아나와 사마디에 이르는 길을 제공해 줄 것이다.

3. Ham Sa의 의미를 느끼며 하는 것이 그 효과를 깊게 해준다. 우리의 순수의식인 Shiva와 코스믹 쁘라나 Cosmic Prana인 샥띠 Shakti를 나타내기도 하고 그 의미는 내 본성은 순수의 지고의식 "I am ParaBrahma. I am Shiva"인 것이다. 이 의미를 동시에 느끼며 할 때 호흡은 깊어지고 명상으로 이어지게 된다.

4. 이 함사 사다나를 할 때에 Ham Sa 만뜨라와 호흡이 이어지면서 자연스런 호흡의 리듬을 타면 호흡은 깊어지게 된다,

5. 호흡의 리듬을 타고 함사 만뜨라를 그 의미에 녹아들면서 하나 되는 것, 이것이 소함-함사 사다나의 중요한 포인트이다.

이 함사 사다나는 크리야 요가의 중요한 토대가 되는 사다나임과 동시에 쁘라나얌과 명상력을 동시에 기를 수 있는 사다나 sadhana 이다.

함사 Ham Sah를 통해 호흡을 온전히 바라보는 것은 그것이 곧 크리야 Kriya 이기도 하다. 이러한 함사 Ham Sa 사다나의 깊은 단계는 체득한 스승에게 배움으로써 그 깊이는 깊어진다.

쁘라나얌-아자빠 가야뜨리 Ajapa Gayatri

건강하게 하나 된 마음으로 의미 깊은 음절이나 신의 God 이름을 반복해서 챈팅하는 것은 Japa 내맡김의 bhakti-devotion 한 형태이고 또한 요가에 이르는 길의 하나이기도 하다. 요기들이 말하길, 모든 사람들에 의해서 이루어지는 만뜨라 있는데, 그것을 아자빠 가야뜨리 Ajapa Gayatri, 아자빠 자빠 Ajapa japa 라고 하며 오랜 시간 요가행자 들에 의해 실천 되어왔다.

우리의 호흡이 바로 아자빠 자빠Ajapa japa이기도 하다. unchanted mantra, 자연스럽게 호흡을 바라보는 것은 곧 그것이 하나의 챈팅이chanting 될 수 있다.

함사ham sa, 또는Hong sau는 호흡의 음절을 나타내는 소리이기도 하다.

챈팅이 의미 있는 사다나가 되기 위해서는, 내맡김으로Surrender, 실재Real Self 혹은 자신의 내면에서 신의 현전과 하나 됨 속에 행할 때 그 의미가 깊어 진다. 끊임없이 이어지는 호흡을 자각하고 바라보는 것에서, 그 호흡의 소리가 챈팅으로 만뜨라로 느껴지게 되는 것을 터득한다면, 그것은 참본성의 실현Self Realization에 가까이 가는 길이다.

마음은 감각의 주인이다! 그러나, 호흡은 그 마음을 다스린다.
호흡의 조절과 실천은 당신을 마음의 자유와 해방에 이르게 할 것이다!

12. 바가바드기따 10장9절 - 크리야수련 Bindu

maccittā madgataprāṇā bodhayantaḥ parasparam
kathayantaś ca māṃ nityaṃ tuṣyanti ca ramanti ca

그들은 나mat를 생각cittā하며, 호흡과prāṇā 몰입으로 나mat에게 온gata다. 나māṃ에 대하여 서로 대화하고kathaya 항상nityaṃ 만족하고tuṣyanti 기뻐한다ramanti.

ॐ 양 눈섶 사이의 빈두에bindu 지속적으로 주의를 유지하고 쁘라나를prana 나에게 온전히 젖어 들게 하면, 브라흐만과Brahman 하나 된 마음의 자각이 일어날 것이다. 그리하면, 그가 말하고 싶은 모든 것은 나에 대한 것이고, 깊은 만족감에 젖어 들게 된다. 그것에 의해서 그는 깊은 지복에 잠길 것이다.

위의 내용은 바가바드기따 10장 9절이다. 양 눈 섶 사이로 시작되는 글은 10장9절에 대한 라히리 바바의 주석이다. 이 구절이 크리야 수련의 핵심의 한 내용을 잘 표현하고 있기에 설명을 달아 본다.

양 눈 섶 사이의 빈두는 크리야 수련의 핵심중의 하나이다. 그 빈두를Bindu-kutastha 통해서 크리야가 진행되고, 아갸 짜끄라의Ajna cakra 관문에 이르게 된다. 눈 섶 사이의 빈두를 통해서 그 아갸 짜그라의 관문에 이르고, 깊어지면 브라흐만에 자각이 일어나고 지복감을 느끼게 된다. 그러한 궁극적 지식 Knowledge, 지혜가 자리 잡는다.

이러한 과정에 이르기 위해서는 먼저 호흡의 수련을 통해서 호흡이 안정되고 길어지는 것이 필요하다. 그러기에, 명상과 건강의 중요한 토대인 쁘라나얌-호흡의 수련을 실천한다.

호흡의 안정을 기반으로, 척추센터들의 정화를 돕는 크리야 쁘라나얌을 지속적으로 행하고 눈 섶 사이의 빈두bindu에 안온하게 집중하는 행법을 통해서 크리야는 발전해 나간다.

13. 꾸따스타Kutastha란 무엇인가?

꾸따스타Kutastha는 산스크리트어로 "변하지 않는 것" 또는 "항구한 진리를 의미하며 다양한 철학적, 영적Spiritual 맥락에서 사용된다. 불변성과 지고의식을 나타내는 것이다. 꾸따스타Kutastha는 불변의 브라흐만Brahman을 상징하며, 모든 변화와 분리된 영원한 본질을 나타낸다. 이는 개인의 마음과 감각적 경험을 초월하는 순수한 의식 상태를 의미하는 것이다..

꾸따스타 짜이딴야"Kutastha Chaitanya"는 이러한 의식을 강조하며, 우주적 의식 또는 "끄리슈나 의식Krishna Consciousness"으로도 해석되고 이는 눈썹 사이의 아갸 짜끄라에Ajna Cakra서 발견되는 영적 에너지의 중심이며, 본질적 과정을 걷는 요기yogi들에게 매우 의미가 깊은 곳이며 크리야요가에서 매우 핵심적인 곳이다.

크리야요가 수행에서는 꾸따스타 Kutastha를 아갸 짜끄라와 연관지어 설명하며, 크리야 중에 이 지점에 명상적인 응시를 함으로써 내면의 빛과 본질적 실재의 통찰에 이르게 된다. 크리야 요가Kriya Yoga에서는 꾸따스타Kutastha를 통해 우주의 본질과 하나됨을 경험하고 체득해 간다.

요가의 경전에서는 꾸따스타Kutastha가 시바Shiva나 두르가Durga와 같은 신성을 나타내는 용어로 사용되며, "영원히 움직이지 않는 자" 또는 "근원적인 실재로 묘사된다.

크리야요가에서 꾸따스타는 눈섶 사이의 빈두, 크리야를 하는 중요한 위치로 말하기도 하고 원래의 의미인 크리야 수행의 결과를 경험하고 체득하는 내적 실재God와 지고의식을 의미하는 것이다.

꾸따스타는 아갸 짜끄라의 안에 있다. 아갸 짜끄라의 빛을 통해 그 입구yoni를 통과하여 그 실재를 만난다. 이것은 가장 심오한 명상적인 표현이다.

많은 수행자들은 아갸 짜끄라Ajna Cakra가 꾸따스타라고 생각한다. 그러나 실제로 아갸 짜끄라를 뚫어야 꾸따스타에 도달할 수 있다. 꾸따스타Kutastha는 아갸 짜끄라의 내부에 있다. 요기가 끝이 없는 수많은 비전을 경험하고 신성의 지식을 얻는 곳이다.

14. 샴바비 무드라 - 꾸따스타Astral Spiritual Eye

　경추가 끝나는 바로위 부분에 연수medulla oblongata가 있다. 연수에 있는 하나의 빛나는 아스트랄 영안Kutasthad은 그 빛을 두 개의 눈에 나누어 보낸다. 이것은 물질 세계를 이원적이고 입체적인 형태로 보이게 만드는 역할을 일으킨다.

　물질세계의 대상에 눈은 길들여지고 눈동자가 향하는 만큼 마음도 움지이고 일어난다. 이처럼 감각이 깨어 있는 의식 상태에서는 눈이 고요히 머무는 일이 드물다.

　그러나 다소 산만한 사람이라 할지라도, 생각이 특별히 집중될 때는 눈이 고요해지고 시선이 하나의 각도로 모인다.

　집중이 깊어지는 초의식 상태에 들어가면, 그 시선의 각도는 미간 사이의 점Kutasthad를 향하게 된다. 외부 대상으로 감각이 끌려가는 것으로부터 생명력prana이 의식적으로 철수되는 이 초의식 상태를 일으키려는 수행자는, 반드시 눈을 고정시키고 그 시선을 이 중심에 두는 법을 배워야 한다.

　두 눈의 시선이 미간의 점에 집중되면, 연수medulla oblongata로부터 두 눈으로 흐르던 이중의 신경 에너지가 하나로 합쳐지고, 크리야 요기는 그 중심에서 세 가지 색의 영안Spiritual Eye, 즉, 연수 속에 있는 참된 빛나는 눈의 반영-을 보게 된다.

이 생명력이 두 눈으로 향하던 흐름을 되돌려 이 영안을 밝히면, 그 반전된 힘은 전신의 생명력을 안쪽으로 끌어당긴다. 감각들은 물질을 인식하기 위해 밖으로 향하던 흐름을 멈추고, 모든 감각과 마음의 근원으로 집중하게 된다.

눈을 반쯤 감은 상태에서, 시선을 눈 섶 사이의 지점bindu에 모은다. 눈에 긴장을 주지 않은 채로, 미간의 점에 깊이 집중하면, 두 눈의 신경 전류에서 하나의 전류로 초점이 옮겨간다.

이 과정을 통해 요기는 꾸따스타Astral Spiritual Eye를 통하여 순수의식의 평화로운 행복 속으로 점차 들어가는 법을 배운다.

이렇게 하여 두 눈으로 바라보는 분산된 의식에서, 즉 하나의 무소부재한 순수의식을 직관적으로 인식하는 시각으로 바뀐다.

눈의 위치가 낯설어 약간의 불편함이 있을 수 있으나, 수행 초보자는 시선을 부드럽고 고요하게 미간에 두려고 하여야 한다. 주위를 둘러보거나 눈동자가 움직이거나, 눈을 자주 깜박이지 않으며, 오로지 두눈사이의 지점을 응시하는 것이다. 어떠한 애씀이나 기대 없이 오로지 포커스하는 것이 핵심이다. 시간이 지나면서 둥근 형태의 빛, 즉 내적인 빛의 구체를 보게 된다.

눈 속에 생명력의 빛이 응축되어 있다는 증거는, 눈을 감은 채로 손가락으로 눈을 아주 부드럽게 눌러보면 어둠 속에서도 빛이 번쩍이는 현상이 나타나는 데서 알 수 있다. 많은 이들이 이 빛을 단순히 물리적 현상이라 생각하지만, 그것은 그렇지 않다.

빠라마한사 요가난다는 이 빛은 의식만이 볼 수 있는, 물리적 밀도는 없으나 반半 물질적이며 반半 영적인 생명 에너지의 현현이라고 말했다. 이 생명 에너지는 신체의 모든 조직을 형성하고, 인도하며, 생기를 불어넣는 힘이다.

요가 수행을 통해, 즉 고정된 시선, 집중된 주의, 헌신적인 마음을 통해서 이 내적 빛을 본다면, 단순한 물리적 자극으로 본 빛보다 훨씬 더 정제된 형태로 나타난다. 그리하여 이 반半영적 빛은 점점 순수한 영적 진동의 빛으로 변화한다. 따라서 수련자의 명상의 깊이가 더해질수록, 그가 보는 내면의 빛의 질 또한 향상된다.

깊은 명상 속에서 눈과 시선이 미간의 점에 고정되면, 감각을 통해 외부로 흘러나가던 생명력이 되돌아와 이마의 의지 중심에 빛나는 에너지의 덩어리, 즉 하얗게 끓어오르는 빛의 호수처럼 넘쳐흐르게 된다.

이 빛은 때로 다양한 색과 형태로 변화한다. 이는 명상 중 의식의 진동 속도가 달라지기 때문이다. 그러나 요기가 직관적이고, 고요하며, 욕망 없는 깊은 명상 상태에 이르면, 이 모든 빛의 변형은 단 하나의 참된 영안Spiritual Eye으로 변한다.

미간에 시선을 고정하고 눈동자를 움직이지 않으며 반쯤 감은 채로 충분히 오랜 시간 집중하면, 수련자는 중심에 고정된 하나의 빛을 보고, 그 주위에 불안정하게 반짝이는 다른 빛들이 둘러싸여 있음을 보게 된다.

그는 이 빛의 후광에 주의를 빼앗겨서는 안 되며, 오직 그 중심에 끊임없이 의식이 모아져야 한다. 그러면 마음은 점차 그 안으로 완전히 흡수되고, 마침내 요기는 완전한 형태의 영안을 보게 된다

"타오르는 불의 고리 속에서 빛나는 어두운 청색의 구체." 깊은 집중이 계속되면, 그 청색 구체의 중심에서 아주 밝은 흰 별이 간헐적으로 깜박이는 것을 보게 된다. 이 별은 의식이 근원의식Spirit과 합일하기 위해 통과해야 할 문이다.

직관적 아스트랄 영안의 빛을 안정되게 보는 데에는 시간과 꾸준한 연습이 필요하다. 그 별을 보는 것은 더욱 긴 시간과 깊은 수행을 요구한다. 그리고 별에 대한 지속적 자각을 유지하는 것은 더 큰 성취를 뜻한다.

마지막으로, 의식이 그 중심의 관문을 통과하는 것은 지고의 실재를 경험하게 되는 것에 이르게 된다. 그것이야말로 실제적인 깨달음에 이르는 것이다. 머리로 알고 분별을 내려놓는 것이 아니라 실재를 경험하고 깨달음이 일어나는 것이다.

두눈 사이의 지점을 아무생각과 의도 없이 응시하는 행법이 샴바비 무드라 Shambavi Mudra이다. 호흡은 자연스레 흐르도록 두고 오로지 내면의 눈을 응시한다. 이것을 통해 위에서 말한 것들의 토대가 갖추어진다.

샴바비 무드라Shambavi Mudra는 생각을 가라앉히고 내면을 향하게하는 힘이 있다. 그렇기에 명상이 깊어져 사마디에 이르는데 도움을 준다.

15. 크리야 입문Diksha이 갖는 의미

 크리야 요기의 입문은 스승과 크리야를 받는 사람과의 일대일로 이루어진다. 크리야요가에서 많은 대중을 한자리에서 받는 입문은 전통적인 딕샤가 아니다. 크리야 딕샤Diksha[3]는 스승과 제자가 얼굴을 맞대고 문이 닫힌 조용한 공간에서 행해진다.

 구루는 입문자에게 여러 기법들을 가르치고 자신의 앞에서 직접 수행하게 한 후, 입문자의 몸을 접촉하여 눈을 감은 상태에서 양 눈썹 사이에 내적인 몸의 빛을 일깨우는데,

 이를 '제3의 눈', '영적인 눈', 또는 '아갸 차크라Ajna Chakra라고에 내면의 빛의 씨앗을 심는 것이다. 그리고, 제자에게 정확하게 크리야요가의 수행법을 전달하는 것이다.

 수련자가 규칙적으로 크리야를 이어가고 스승의 조언을 받으며 꾸준하게 크리야를 수행한다면 그곳에서 스리 끄리슈나Sree Krishna, 즉 꾸따스타 차이타냐Kutastha Chaitanya[4]를 보게 될것이다.

---

3) 딕샤Dicksha_Initiation. 전해져 오는 방식으로 크리야를 전수하는 것을 말한다.
4) 불변하는 의식Kutastha Chaitanya을 뜻하며, 요가 수행자가 경험하는 상태로, 이 상태에서는 개인이 우주의 모든 것을 하나로 경험하고 느낀다. 이는 더 이상 개인과 전체 사이에 분리가 없는 상태이다

Akhaṇḍamaṇḍalākāraṁ vyāptaṁ yena carācaram
Tatpadaṁ darśitaṁ yena tasmai śrīgurave namaḥ
우주의 모든 나눌 수 없는 것을 관통하고 모든 곳에 편재한 완전한 꾸따스타의 상태를 보여주시는 구루의 연화좌 앞에 절합니다.

Ajñānatimirāndhasya jñānāñjanaśalākayā
Cakṣurunmīlitaṁ yena tasmai śrīgurave namaḥ
완전한 지혜로 무지의 어둠을 밝혀 주시고 내면의 눈을 열어 주시는 구루께 절합니다.

이니시에이션 동안에 스승의 힘을 통하여 제자의 제3의 눈에 씨앗을 심어준다. 그 시작의 시기에는 이 신성의 눈은 매우 희미한 빛으로 그리고 매우 짧은 시간 동안 보일 수 있는데, 이것은 우리 몸에 있는 따마스 구나Tamas Guna의 영향 때문이다.

크리야 수행이 진행되어 감에 따라 사뜨바 구나Sattva Guna는 증가되고 그 빛은 보다 밝아지며 따마스 구나Tamas Guna의 어두움은 점차적으로 영원히 감소하게 된다.

주 크리슈나Lord Krishna가 아르주나Arjuna에게 말했다. "내가 신체의 몸을 가질 때 내 자신은 구루가 되었고, 너에게 이니시에이션을 준 것처럼 살아있는 구루로서 나는 이니시에이션 딕샤Diksha를 준다. 내가 죽은 뒤에는 이니시에이션을 줄 수 있는 자격을 갖춘 나의 제자들과 헌신자Devotees들에게 나를 대신하여 이니시에이션을 주는 사명을 하도록 할 것이다.

궁극적 해방·구원을 얻기 위해서 크리야를 진지하게 수행할 사람은 진정한 살아있는 구루에게 이니시에이션을 받아야 한다. 이것은 우주적인 법칙이다. 이니시에이션을 받고 가르침을 받은 대로 적절하게 수행하는 사람들은 나의 은총과 축복을 받게 될 것이고, 구루의 부재 시에는 나에 의해서 바른길로 인도될 것이다."

16. 케차리 무드라 Khechari mudra

요기들은 혀의 끝을 뇌의 차분한 영역의 프라나 자리에 연결하는 것의 가치를 이해했다. 그리고 그것을 통해서 의식의 가장 깊은 영역으로 들어가는 무드라를 발견했고 그것을 통해 법의 감로를 얻었다.

케차리무드라[5])는 꾸따스타에 집중하는데 명백하게 도움을 주는 행법이다. 크리야를 하는 동안에 혀를 접어서 입천장에 닿게 하면 된다. 깊어진 크리야를 할 때 타액이 밖으로 나오지 않도록 하는 것이며, 잠잘 때 혀의 위치와 비슷하다.

수련을 통하여 점진적으로 케차리가 발전된다. 케차리의 실천은 어렵지 않다. 그러나 그 단순한 실천 방법을 반복적으로 꾸준하게 실천해 갈 때 케차리의 증득에 이를 수 있다. 케차리 무드라는 상위 크리야 이상에서 그 필요성이 더욱 깊어진다. 케차리 무드라는 혀를 입천장 안 깊숙이 넣어 비인두Nasopharynx[6])쪽을 향하는 행법이다.

---

5) 매일 반복적으로 조금씩 연습할 때 케차리가 자리를 잡아간다. 혀를 둥글게 말아 입천장 안쪽에 붙이고 연습해 가면서 혀끝이 목젖(uvula) 안쪽으로 들어가게 된다. 혀를 둥글게 말아 입천장에 붙인 상태에서 검지와 중지로 설소대가 있는 혀 아래 면을 밀어 넣고 잠시 유지하는 방식으로 케차리를 발전시켜 갈 수 있다. 스와미 쁘라나바난다지와 라히리 마하사야께서는 케차리의 중요성을 깊게 강조 하셨다. 케차리는 스승의 직접 지도를 받는 것이 필요하다.

6) 비강인두(Nasopharynx)- 위치: 입천장(연구개) 뒤쪽, 목젖 뒤편을 지나, 코의 뒷부분과 연결된 공간이다.

이 무드라는 뇌의 특정 에너지 센터, 뇌하수체등에 의미 있는 자극을 주며 깊은 명상 상태에 들어가는 데 도움을 준다. 내면의 고요와 의식 확장과 감각들, 즉 마음을 포함한 여섯 감각의 영향을 넘어 서는데 도움을 준다.

* 케차리 무드라를 위한 사다나 - 혀의 유연성 훈련이 처음에 필요하다. 깨끗한 하얀 천등으로 혀에 대고 혀를 잡고 상하 좌우로 자연스럽게 잡아다니며 혀의 유연성을 기른다.

*케차리 무드라를 위한 탈라비아 크리야talabya kriya- 혀끝을 윗니의 안쪽에 닿게 하고 혀 전체를 입천장에 붙인 후 아래턱을 아래로 길게 잡아 다니다가 딱 소리를 내며 탄력 있게 혀를 놓아준다. 그리고, 혀를 입 밖의 아래턱 쪽으로 길게 1~2초 정도 뻗어 준다. 이 일련의 과정을 처음에는 10여 차례를 하고 매일 조금씩 늘려간다. 혀 밑 안쪽의 줄 같은 설소대 부분이 신장 되어 가면서 처음에는 좀 당기는 듯한 약간의 통증이 있기 때문이다. 그 부분이 반복된 연습에 의해 유연성이 늘어나고 횟수를 늘려가게 된다.

이러한 탈라비아 크리야를 매일 수련해가면 혀끝이 목젖uvula에 가까워지고 닿게 된다.

* 그 다음 단계로는 혀를 말아 올려 목젖 안쪽으로 향하고 검지와 중지로 혀 안쪽 부분인 설소대 부분을 밀어 넣으며 유지하는 시간을 갖는다.

목젖 안쪽 비강인두 안으로 조금 들어간 혀는 처음에는 계속 미끄러지게 되고 약간의 구역질을 하고 어려움을 느끼게 된다.

그러나 시간의 흐름에 따라 그러한 불편함은 줄어들고 목젖 안쪽, 비강인두 Nasopharynx .으로 들어가고 잠시 머무를 수 있는 단계까지 이르게 된다. 이 단계에서 쁘라나얌pranayam을 하면서 케짜리 무드라가 더욱 발전하게 된다.

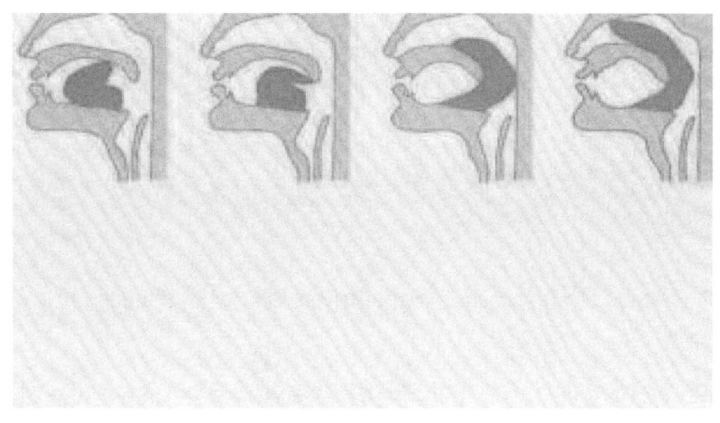

-케차리 무드라의 단계적 모습-

*The practice of khechari mudra brings victory over the senses.
케차리무드라의 수련은 감각들에 대한 영향을 넘어서는 승리를 가져 온다.

- 라히리 마하사야 -

라히리 마하사야께서 전하신 크리야에 대한 108 가르침

1. Kriya is Truth, and the rest is false.
   크리야는 진실한 것이다. 무상하며 일시적인 것에 머무르는 것들은 마야이다.

2. Practicing Kriya is the study of The vedas. Kriya is jagya(performance of Vedic Rituals). All should perform this jagya.

   크리야 수련은 베다에 대한 공부이다. 크리야는 베다 의식을 실천하는 것이며, 크리야 수행자는 이 자갸를 수행해야 한다.

3. All Devatas, gods, practice these Kriyas. One who practices Kriya is a Devata.

   모든 천상의 존재와 신들이 이 크리야를 수련한다. 크리야를 수련하는 사람은 데바이다.

4. One should practice Pranayam very seriously and sincerely.
   매우 진실하고 성실하게 쁘라나얌을 수행해야 한다.

5. Kriya practice opens The Eye of Wisdom.
   크리야 수련은 지혜의 눈을 열어준다.

6. The Knowledge of Brahma, The Ultimate Self, is attained by the practice of Pranayam.

   궁극적인 존재, 브라흐마에 대한 지식은 쁘라나얌 수련에 의해 얻을 수 있다.

70

7. Ignorance is removed automatically when the Kriya practice is perfect.
크리야 사다나가 완전할 때 무지는 희미해진다.

8. By the practice of Pranayam, ignorance is dispelled and Knowledge of The Self reveals.

    쁘라나얌의 수련에 의해 무지가 빛바래지고 궁극의 존재에 대한 지식을 알게 된다.

9. One who does not see Kutastha(The inner Self between the eyebrows) with the help of Guru's advice in this physical body is a blind person.

    스승의 지도로 꾸따스타-내면의 실재-를 볼 수 없다면 이 육체는 장님이다.

10. That which saves one from the mind(restless breath), or manasa, is called Mantra; that which saves one from the attachment of body is called Tantra.

    마음의 산란함으로부터 평온함으로 이끌어 주는 것을 만뜨라 하고, 육체에 대한 집착과 그것을 자신과 동일시하는 것에서 자유를 얻게 해주는 것, 그것은 딴뜨라라고 한다.

11. The transcendence of inhaling and exhaling is called Kebala Kumbhak.
    들숨과 날숨을 넘어서는 존재함, 그것을 께발라 꿈박이라고 한다.

12. The practice of Khecharimudra brings victory over the senses.
    케차리무드라 수련은 다섯 감각기관의 영향을 넘어서는 승리를 가져온다.

13. When the tongue is raised, the senses are subdued.
    혀가 올라갈 때 감각은 정복된다.

14. If one attains the stabilized state in Khecharimudra, then he attains the state of samadhi.

    수련자가 케차리무드라에 자리 잡게 되면 그는 사마디 상태를 획득한다.

15. One whose Khechari is successful is fortunate.
    케차리를 성취한 이는 진실로 복된 자이다.

16. OM is radiant Light. When this Light is spread throughout the body, all is seen; then, there is no desire to speak and to look.

    옴은 신성의 빛이다. 이 빛이 온 몸에 퍼질 때, 모든 것이 보이고, 말하고 보고자 하는 욕구는 사라지게 된다.

17. Air(Breath) is Lord.
    숨은 그분, 주이다.

18. When one continues to refine brown sugar, finally it becomes white. Similarly, continued Kriya practice brings Pranayam to perfection.

    원당을 정제하는 일을 계속하면 결국 하얗게 된다. 이와 같이 지속적인 크리야 수련은 쁘라나얌을 완전하게 한다.

19. If one moves the breath(practices Pranayam) always, breath ceases and becomes tranquil, sthira.

    늘 쁘라나얌을 수련하게 되면 숨은 매우 안정되고 지극한 고요에 이른다.

20. The state of Sthirattva, Tranquility, is called Yoga.
    지극한 내면의 절대고요, 그대로의 본성을 요가라고 말한다.

21. Practice Kriya as long as possible sitting in one asana at least once a day.
안정된 아사나로 가능한 한 길게 앉아서 하루에 한 번 이상은 크리야 수련을 하라.

22. If one strikes the door with the reverse air then it will open. This is called reverse japam.

사람이 역행하는 호흡으로 문을 노크한다면 열릴 것이다. 이것을 역자빰이라 한다.

That is, tranquilizing apana, the restless breath of the lower centers, and bringing up at the dorsal center and then if one strikes(makes thokar) according to the advice, then The inner Door will open.

하위 센터들의 안정되지 않은 숨을 안정화시키고, 등의 척추 센터에서 가르침에 따라 반복적으로 수련하면(토가르) 내면의 문이 열릴 것이다.

23. Having practiced Kriya, one should hold onto the After-effect-poise of Kriya.

크리야를 수련하고서 크리야 수련의 평온이 지속되는 빠라바스타에 머물러야 한다.

24. You will receive results according to your Kriya practice.
크리야 수련에 따라서 그 열매를 받을 것이다.

25. If you feel pain(during the Kriya practice) in the body, then understand that the practice is not going.

크리야를 수련하는 동안 몸에서 통증을 느끼는 경우는 수련이 잘 진행되지 않는 것으로 이해하는 것이 좋다.

26. The real work is to tune to meditation in Voidness(on the fifth element, ether) leaving three nerves: ida, pingala, sushumna and four elements: khiti apa, teja, and marut, respectively, earth, water, fire, and air.

    실재적인 작업은 세 가지 신경인 이다·삥갈라·수슘나와 네 요소인 지수화풍을 넘어서 다섯 번째 요소인 공(space-에테르)안에서 명상으로 조율되는 것이다.

27. When the mind is tranquil, it does not desire unnecessarily. At the state of beyond desire, one does not perform unnecessary works.

    마음이 안정되고 고요한 경우에는 불필요한 욕망을 지니지 않는다. 욕구를 넘어선 상태는, 불필요한 일을 행하지 않는다.

28. When one has attained the tranquil Breath, then, for him, the only work which remains is to hold onto the state of tranquility always.

    깊은 고요의 호흡을 증득했을 때, 그가 해야 하는 유일한 일은 늘 그 순일한 고요 상태Sthira에 머무는 것이다.

29. It is difficult to express the state when the breath becomes tranquil, Sthira.
    숨이 지극히 고요하게 된 평정의 상태를Sthira 표현한다는 것은 어렵다.

30. When the breath is tranquil day and night, then, one realizes the real state of Rama Mantra.

    호흡이 밤과 낮으로 지극히 고요하게 되면, 라마 만뜨라에 대한 실제 상태를 깨닫는다.

31. When the breath is tranquil, it is the state of Kumbhaka. When one sees Oneself, it is called Brahmajnana,The Knowledge of Brahma, The Ultimate Self'.

　　호흡이 지극히 안정된 때 그것은 꿈박의 상태이다. 자신의 궁극의 본성을 볼 때, 그것을 브라흐마갸나, '브라흐만의 지혜, 궁극의 실재'라고 부른다.

32. There is no need to breath in or out. It is a much happier state; tranquility is there; this is Brahma.

　　숨을 들이쉬고 내쉴 필요가 없으며, 그것은 무엇보다 행복한 순간이다. 완전한 고요이며 그것은 브라흐만이다.

33. One becomes Brahma when one becomes desireless.
　　욕구로부터 자유로울 때 브라흐만이 된다.

Lahiri Mahasaya"s meditative life with Kriya was from 1861 to 1873.
라히리 마하사야의 크리야 명상의 삶은 1861~1873년까지였다.

The following dates are found in his notebook:
아래의 날짜들은 그의 노트에서 발견되었다.

34. May 13, 1873-Whatever one wants to do, he can do.
　　1873년 5월 13일-하고자 하는 것은 무엇이든, 그는 할 수 있다.

35. June 29, 1873-I entered inside(The Spinal Cord) a little bit.
　　1873년 6월 29일-나는 척추 안으로 조금 들어갔다.

36. July 16, 1873-The senses disturb today. I must renounce all desires and dissolve myself.

　　1873년 7월 16일-감각이 안정되어 있지 않은 오늘. 나는 모든 마음을 내려놓고 내 자신을 녹여내야 한다.

37. The senses are obstructions; Transcending them by the practice of Prayanam and Omkar Kriyas, today, I have to dissolve perfectly. This is the only work for me.

    감각에 끌려가는 것, 그것은 장애이다. 쁘라나얌과 옴까르 크리야 수련으로 그들을 초월하여, 온전히 녹여내야 한다. 이것이 내가 해야 할 유일한 일이다.

38. It does not matter, if life departs from the physical body. I must practice Kriya with all my heart.

    삶이 육체를 떠나는 것은 문제가 되지 않는다. 나는 온 마음을 다해 크리야를 수행해야 한다.

39. Kriya practice brings divine wealth, that is, Sthirattva, the state of Tranquility.

    크리야 수련은 신성의 부를 가져온다. 그것은 스티라뜨바, 지극한 평정의 상태이다.

40. Aug 13, 1873-Now, always remain in Kumbhak. This is the form of Mahadev, Lord Siva; head was always heavy, the eyes were drawn above; this state does not break when inhaling is done; at that time, silence is very beneficial.

    1873년 8월 13일-이제는 항상 꿈박 안에 머문다. 이것은 마하데브, 주 시바의 형태이다. 머리는 항상 무겁고, 눈은 위로 향해졌다. 이 상태는 들숨을 했을 때 깨지지 않는다. 그때, 고요함은 매우 이롭다.

41. One can see all the deities if one withdraws the restless mind and makes inward himself in the Kutastha.

    안정되지 않은 마음을 거두고 꾸따스타를 통해 자신의 내면으로 향하면 모든 신들을 볼 수 있다.

42. I saw Radhaji(consort of Krishna) at the base of the inner Sound.
    나는 내면의 소리 근저에서 라다지(크리슈나의 배우자)를 보았다.

43. The sun is Kali(Goddess Kali), I myself am Kali. Thinking about Kali I become Kali. Now I will be father of Kali, Brahma, The Ultimate Self.

    태양은 깔리 여신이고, 나 자신은 깔리이다. 깔리에 대해 생각하면서 내가 깔리가 되었다. 지금 나는 깔리의 아버지인 브라흐마, 궁극의 실재가 될 것이다.

44. The sun is Kali(Goddess Kali), and I am what I am.
    태양은 깔리이고, 나는 존재하는 곧 그것이다.

45. Aug 13, 1873-Today, I became Mahapurusa, 'the great man'.
    1873년 8월 13일-오늘, 나는 마하 뿌루샤 '위대한 사람'이 되었다.

46. Aug 17, 1873- I am Mahapurusa. In the sun I saw that I myself am Brahma, The Ultimate Self.

    나는 마하뿌루사이다. 태양 안에서 내 자신이 브라흐마, 궁극적 실재인 것을 보았다.

47. Aug 18, 1873-The world is revealed from my form. I myself am the only Purusa, the supreme Being.

    세상은 나의 형상에서 비롯되었다. 나 자신이 유일한 뿌루사, 지고의 존재이다.

48. Aug 18, 1873-The world is revealed from my form. I myself am the only Purusa, The Self; there is nobody else.

    세상은 나로부터 드러난다. 나 자신이 그 뿌루사이고, 본래의 존재, 그밖에 아무도 없다.

49. Aug 22, 1873-I myself am Adi Purusa Bhagavan, the first Lord.
    나 자신은 아디 뿌루샤 바가완, 첫 번째 주이다.

50. Aug 23, 1873-Whatever I say is Veda. Know it for certain.
    내가 말하는 것은 베다이다. 그것을 명확히 알라.

51. I saw four Vedas, Brahma, Visnu, and Maheswar (Lord Siva) inside the Yoni(between the eyebrows).

    나는 눈썹 사이의 요니 내부에서 4베다와 브라흐마, 비슈누, 마헤스와르(주 시바)를 보았다.

52. I saw thousands of Krishnas.
    나는 수천의 크리슈나들을 보았다.

53. I saw the greater Krishna.
    나는 위대한 끄리스나를 보았다.

54. Aug 24, 1873-I myself am Lord Krishna.
    1873년 8월 24일-나 자신이 주 크리슈나이다.

55. Aug 25, 1873-I myself am the Aksara Purusa, Eternal Being.
    1873년 8월 25일-나는 영원한 존재 악사라 뿌루사이다.

It may be mentioned here that each rhythm of Consciousness of the seeker in the process of merging with he ultimate Self is a state of deity, or devata till he merges completely in Oneness with Brahma.

궁극의 존재로 녹아드는 과정에서 보는 자의 의식의 리듬이 브라흐마와 온전히 합일될 때 신과 같은 상태이다.

56. Oct 3, 1873-I am the sun, The Mahadev, the first cause.
    1873년 10월 3일-나는 태양, 마하데브, 처음의 근원이다.

57. Nov 12, 1873-I myself am Mahapurusa Purusottam,The Great Self, The Supreme Being'.
    1873년 11월 12일-나 자신은 마하뿌루사 뿌루소땀 '위대한 존재, 지고의 존재'이다.

58. Aug 15, 1874-It is not possible to achieve Abhaya pada, 'the state of fearlessness' without the help of Guru. One must hold onto Oneself at the house of Tranquility, without which, one cannot achieve the Abhaya pada, the eternal Realization of The Ultimate Self.

    1874년 8월 15일 -구루의 도움 없이 아바야 빠다, '두려움 없는 상태'의 성취는 불가능하다. 사람은 자신의 지극한 고요 상태에 머물 때, 아바야 빠다, 궁극적 존재의 영원한 실현은 달성할 수 있다.

59. My form is everywhere; there is nobody except me, and that form is in Void. There is no day and night there.

    나의 형태는 어느 곳에나 있다. 나 외에는 아무도 없으며, 형상 없음이 나의 형상이다. 그곳에는 낮과 밤도 없다.

60. If you take shelter in me with true faith, then, I have to come to you. How can I stay far away?

    당신이 진실한 믿음으로 내게 온다면 나는 당신에게 가야만 한다. 어찌 멀리 떨어져 있을 수 있을까?

61. I remain present near one who practices Kriya.
    나는 크리야를 수련하는 사람 가까이에 함께 한다.

62. If you write in reverse order and see it in the mirror, it looks straight. Similarly, if you make reverse the breath of the body, then you will see Swarupa, the form of your self.

    글자를 거꾸로 써서 거울에 비춰 본다면 그것은 바르게 보인다. 이와 같이 당신이 신체의 호흡을 역행한다면 스와루빠, 자기의 본성을 볼 것이다.

63. Dualism is the root of all suffering.
    이원성은 모든 고통의 원인이다.

64. Restless is manifestation, and Sthirattva, Tranquility, is Lord Siva.
    쉼 없음은 현상의 드러남이며, 스티라뜨바, 지극한 평정은 주 시바이다.

65. You yourself do not know what will render you good.
    당신은 무엇이 자신을 좋게 할지 알지 못한다.

66. If the strain is generated on the lips, throat, and teeth by the practice of Pranayam, then the knowledge is called Bhakti, or devotion.

    쁘라나얌을 수련할 때 입술·목 그리고 치아에 무게 있는 느낌이 생성되는 경우, 그 지식은 박띠, 또는 헌신이라 한다.

67. Whatever one thinks at the time of death, accordingly one becomes that; likewise, if you become Satchidananda at the time of leaving the body, then, you become yourself, The Utimate Self.

    사람은 육체를 떠날 때의 생각에 따라 그와 같이 된다. 이와 같이 당신이 육체를 떠날 때 삿칟아난다가 되었을 경우, 당신은 자신인 궁극의 존재가 된다.

68. Who is Kabir? He is sun, and he is Brahma, myself.
    까비르는 누구인가? 그는 태양이며, 브라흐마, 나 자신이다.

These names are found from his notebook.
이 이름을 그의 노트에서 발견했다.

69. In Satyayuga Lahiri Mahasaya is born as Satyasukrita, in tretayuga he was Munindra; in dwaparayuga Karunamaya; and in kaliyuga he was Kabir. Later, he became Shyama Charan.

    사띠야유가에서 라히리 마하사야는 사띠야수끄리따로 태어났고, 뜨레따유가에서는 무닌드라였다. 드와빠라유가에서 까루나마야, 그리고 칼리유가에서 그는 까비르였다. 후에, 그는 쉬야마 차란(라히리 마하사야)이 되었다.

70. If one meditates always on the Lord, all his other works are taken care of by the Lord Himself.

    늘 주Lord에 대해 명상하면, 모든 일은 주와 함께 한다.

71. If people want to go away, let them go away; but you should remain firm in your practice. Then, at the end, you will go into the house of Sthirattva, Tranquility.

    사람들이 가기 원할 때 가게 하라. 그러나 당신의 사다나를 견고하게 실행해야 한다. 그때 당신은 스티라뜨바 깊은 내적 평온의 집으로 들어갈 것이다.

72. The movement is called world.
    움직임은 세계라고 말한다.

73. Applying body, mind, and speech in action is called Ahingsa.(Non-violence)

    몸·마음 그리고 말의 행위를 통해서 비폭력을 실천하는 것은 아힝사(비폭력)라고 한다.

74. Animals are enchanted by music; if man is not attracted by the sound of OM then he is an ass.

동물은 음악에 매료된다. 사람이 옴 소리에 끌리지 않는다면 그는 무지한 사람이다.

75. Beyond the five senses there is mind, that is breath; beyond the mind there is buddhi, that is bindu, or spot(in between the eyebrows); beyond the bindu, Brahma, The Ultimate Self, is The Pure Void, and Formless.

오감을 넘어서 마음이 있고 그것은 호흡이다. 마음을 지나 붇디-지성이 있으며 눈썹 사이의 빈두이다. 빈두를 넘어서, 브라흐마, 궁극의 실재는 순수 텅 빔이고, 형상을 넘어선다.

76. The sun of the self, that is, sound, is referred to here as man; and the jyoti, light of the self, is referred to as woman. In other words, do not be interested in the play of jyoti, or develop attachment to the inner visions; after all, visions are secondary and are not inner Realization.

존재의 태양, 그것은 소리이며 여기서 남자로 비유할 수 있다. 그리고 빛Jyoti, 존재가 보게 되는 빛은 여성이라고 말할 수 있다. 다시 말해서 조띠의 유희와 또는 내적 비전에 대한 끌림과 애착으로부터 초연해라. 결국, 보게 되는 것Visions은 부차적인 것, 즉 과정이고, 내적 실현은 아니다.

77. It is sound, Om or Nada, which helps the seeker to go beyond bindu and merge into Oneness with Brahma,The Ultimate Self.

옴 혹은 나다의 소리는 구도자들이 빈두를 넘어 브라흐마, 궁극의 실재-진리 와 합일하게 도와준다.

78. I saw a pure Void, that is Brahma, he Ultimate Self. The mind must be dissolved in It.

나는 순수한 텅 빔, 브라흐만, 궁극의 실재를 보았다. 마음은 그 안으로 용해되어야 한다.

79. The Mind should not be made outward. What is the benefit if the mind and the eyes are tranquil and not the body? Today, the breath does not come out, and a lot of addictions are generated.

    마음이 외부로 향하게 되는 것은 이롭지 않다. 마음과 눈이 평온하고 고요한 것의 이익은 무엇일까? 오늘, 호흡이 밖으로 나오지 않고 깊은 내면 안으로 용해되어 하나가 된다.

80. Merging in pure Voidness is called Samadhi.
    순수한 공성의 본질에 합일하는 것을 사마디라고 한다.

81. Beyond Purusottam, The Supreme Being there is Brahma,T he Ultimate Self.
    뿌루소땀을 넘어, 지고의 존재, 브라흐만, 궁극의 실재가 있다.

82. Without being niskama, that is, totally detached, there is no possibility to be merged in Brahma.

    기대를 내려놓음 없이 브라흐만과 합일하는 것은 어렵다.

83. When the seer destroys his character as seer and becomes one with The Ultimate f, then dualism is dissolved.

    바라보는 자로서 그의 자아의 성질을 넘어서고 궁극의 실재와 하나 될 때, 이원성은 용해된다.

84. Voidness which is inside voidness is called great Voidness, Brahma.
    비워있음 안에 있는 공은 위대한 공空 브라흐마라고 불린다.

83

85. Satyayuga is the After-effect-poise of Kriya; tretayuga is the temporary After-effect -poise of Kriya; dwaparayuga is to practice Kriya; and when one does not practice it. It is kaliyuga for him.

사띠야유가는 크리야 수련 후 명상으로 이어지는 빠라바스타라고 비유할 수 있다. 뜨레따유가는 크리야 수행 이후 명상의 효과가 일시적이다. 드와빠라유가는 크리야를 수련하는 것이다. 크리야를 수행하지 않을 때, 그것은 깔리유가이다.

86. When one transcends Basu, desires, he becomes Dev, The Lord. That is, he becomes Basudev, or Lord Krishna.

사람이 욕망을 넘어설 때, 그는 데바 주Lord 된다. 즉, 그는 바수데바 또는 주 크리슈나가 된다.

87. One becomes Basudev when the basanas, the desires, are transcended. He is The Lord.

사람이 수없는 시간동안 자리 잡은 습기와 욕망을 초월할 때 바수데바가 된다. 그는 주이다.

88. A liar who cannot keep his word is not a good man; his father, that is, his Lord is also no good.

자신의 약속을 지킬 수 없는 거짓말쟁이는 좋은 사람이 아니다. 그의 아버지, 즉 그의 주님도 좋아하지 않는다.

89. The essence of Rama-mantra is to place the tongue into Talabya Kriya and continue to listen the sound of Om.

라마 만뜨라의 본질은 탈라뱌 크리야로 혀를 넣고 옴 소리를 계속 듣는 것이다.

90. Inside this body there is another body which is somewhat black.
몸의 내면에 다소 검은 또 하나의 몸이 있다.

91. Knowledge of The Ultimate Self is to know Oneself by oneself.
    궁극의 존재에 대한 지식은 스스로 자신을 아는 것이다.

92. Looking at the middle of the forehead, which is above the nose and eyebrows, is a bit difficult; if one stabilizes on this, he attains the state of Samadhi.

    코와 눈썹 위 이마의 중앙을 보는 것은 조금 어렵다. 이것이 안정되면 그는 사마디의 상태를 얻는다.

    비스마가 그의 머리에서 3개의 화살인 이다·뼁갈라·수슘나를 꾸따스타에 결합시키기 전까지는 내면의 지극히 고요한 상태에 이르지 않는다. 진지하게 크리야를 수련해야 한다.

94. Nobody is a sinner; no one is holy either; if the mind is put into The Kutastha, then, there is no sin; otherwise, if the mind is outward, there is sin; in other words, when the mind is not in the Kutastha, it is in sin.

    어느 누구도 죄인도 또한 거룩한 이도 아니다. 마음이 꾸따스타 안에 머문다면 거기에 허물은 없다. 그렇지 않고 마음이 외부로 치우치면 허물이 있다. 즉, 마음이 꾸따스타 내부에 머물지 않는 것은 허물이며 이는 크리야 수련의 비유적인 표현이다.

95. The old father(Babaji) is Lord Krishna.
    옛 아버지, 바바지는 주 '크리슈나'이시다.

96. I saw Saptarsi, seven Yogis(Bhrigu, Atri, Angira, Marichi, Pulastya, Pulaha, and Kratu; and four Manus(Sanaka, Sananda, Sanatan, and Sanat Kumar.

    나는 7요기-브히리구, 아뜨리, 앙기라, 마리치, 뿔라스탸, 뿌라하 그리고 끄라투와, 4 마누스-사나까, 사난다, 사나딴 그리고 사나뜨 꾸마르를 보았다.

97. All sins are destroyed at the After-effect-poise of Kriya.
    모든 허물들은 크리야 사다나 후 명상의 영향 속에서 소멸된다.(Parabastha)

98. Avidya, ignorance, is the outward state of mind; Vidya, Knowledge, is the After-effect- poise of Kriya.

    아비드야, 무지는 마음이 외부의 대상으로 흩어진 상태이다. 비드야, 지식은 크리야의 명상이다.

99. One who practices Pranayam, truly loves all beings.
    쁘라나얌을 수행하는 이는 모든 존재를 진실하게 사랑한다.

100. Slowly, slowly, all works are being done.
     천천히, 천천히, 모든 작업이 수행되고 있다.

101. Worldly beautiful things are poisonous. If you see them outwardly, they attract you; but if you see them inwardly, then, they are renounced. This is maya, or restlessness.

     세속의 아름다운 것들은 독이다. 당신이 그것들의 외면을 볼 경우, 그들이 당신을 끌어 들인다. 만일 당신이 그것들의 내면을 볼 수 있다면 그들을 내려놓는다. 이것이 마야 또는 불안정성이다.

102. Let others go as they please, but you continue to practice Kriya; It will render you good; You will achieve the state of Tranquility, Sthirattva.

     다른 이들은 그들이 원하는 대로 가게 하라. 그러나 당신은 크리야 수련을 계속하라. 그것은 당신에게 선을 줄 것이다. 당신은 지극히 평정한 상태를 성취할 것이다.

86

103. One can say everything when the Kriya practice continues spontaneously at the six centers.

여섯 센터에서 크리야 수련이 지속적으로 이어질 때 모든 일을 말할 수 있다.

104. Nobody is a sinner; the mind itself is the sinner when it becomes outward away from The Kutastha.

아무도 죄인이 아니다. 마음 그 자체가 꾸따스타 바깥쪽으로 멀어질 때 허물이 된다.

105. Tranquil moment beyond breath is Allah, that is, The House of Tranquility.
숨을 넘어 지극한 고요의 순간이 알라, 깊은 평정의 집이다.

106. Brahma is Pure; It has not come out from anything; in other words, Brahma is ever Pure and Brahma is never tasted before by anyone.

브라흐마는 순수이다. 그것은 어느 것에서 나오지 않았다. 즉, 브라흐마는 항상 순수하고 어떤 누구도 브라흐마를 맛본 적이 없다.

Tasting something is possible from the the state of dualism. But if one becomes one with Brahma, one becomes Brahma himself. So there is no possibility to taste Brahma. As a result, Brahma remains ever untasted, Pure.

무엇인가 맛본다는 것은 이원성의 상태에서 가능하다. 그러나 사람이 브라흐만과 하나가 된다면 그는 브라흐마 자신이 된다. 그래서 브라흐마가 브라흐만을 맛볼 수 있는 가능성은 없다. 그 결과로, 브라흐마는 항상 맛을 볼 수 없는 순수한 상태로 남아있다.

107. Do not be idle. Practice Kriya. Do not wait for advice to practice Kriya.

크리야 수련의 권고를 기다리지 말고 크리야 수련에 정진하라.

108. Exhaust your breath in practicing Kriya. Eventually breath will be Sthira, tranquil.

크리야 수련에서 당신의 호흡이 고요에 이르게 하라. 결국 숨은 지극한 고요, 평온하게 될 것이다.

All realization is possible by the practice of The First Kriya. One is required to practice strictly according to the instructions received from one's Guru personally.

첫번째 크리야 수행으로 모든 깨달음의 실현은 가능하다. 자신의 스승으로부터 받은 가르침에 따라서 엄격하게 실천하는 것이 필요하다.

17. 크리야를 통해 이르는 지고의 목적지

크리야요가의 신비는 생명력, 즉 쁘라나를 주시하고 개인의 깊은 의식이 지고 의식과 합일되는 방식으로, 마음과 지성의 경계를 넘어서는 것에 있다. 그래서 척추에 있는 다섯 에너지 센터와 연수medulla를 통해서 크리야를 수련하게 된다.

그 후에 짜끄라를 하나하나씩 통과하고 나서 마침내 아갸 짜끄라를 뚫게 된다. 아갸 짜끄라를 통과하면 여섯 짜끄라에서 크리야를 마치게 되는 것이다.

그 이후에 크리야는 지성Buddhi 영역과 불멸의 영역에서 시작된다. 생명력 Prana과 마음Manas, 지성, 존재의 근원 의식과 지고 의식과의 관계를 명확하게 이해하는 것은 중요하다.

호흡의 횟수가 많고, 즉 호흡이 잦고 조정되지 않으면 마음은 불안정한 상태가 된다. 마찬가지로 마음이 안정되어 있지 않을 때 호흡의 횟수는 늘어나고 거칠어진다. 마음과 호흡은 서로 깊게 상호 의존하고 있다.

호흡은 본래 다소 거칠고, 마음은 보다 정묘하기 때문에, 정묘한 마음을 조절하는 것보다 거친 호흡을 조절하는 것이 쉽다. 그렇기 때문에 먼저 호흡 조절부터 시작한다.

먼저 쁘라나얌의 도움으로 호흡 조절부터 시작하는 이유가 바로 이것이고, 호흡은 점차 미세해져 갈 것이다.

나아가 호흡과 쁘라나, 마음과의 관계에 대한 개념이 명확해져야 한다. 호흡은 생명력Prana에 의해 조절되지만, 그 자체로 직접적인 생명력이라고 불릴 수는 없다. 숨을 들이쉬는 동안에 공기를 신체 내부로 가져오는 것과 숨을 내쉬는 동안에 몸에서 공기를 밖으로 흐르게 하는 것은 단지 생명력일 뿐이다.

이 생명력은 몸 전체로 분배되고, 모든 내부 장기들은 이 생명력에 의해 통제된다. 생명력, 즉 쁘라나가 없으면 내부 장기들은 멈추게 되고, 그때 신체가 생명을 잃었다고 말한다. 생명력은 우리 몸의 모든 기관들을 움직이게 하는 것으로 전기에 비유할 수 있다.

간단히 말하자면, 먼저 호흡을 조절하면 호흡은 미세한 것에서 보다 정묘해진다고 설명할 수 있다. 극도로 정묘해진 호흡은 생명력과 같아진다. 그리고 생명력이 극도로 정묘해진 것이 마음이다. 아주 정묘한 마음의 상태는 지성이며, 정묘한 지성의 상태는 개인의 근원 의식이고, 극도로 정묘해진 개인의 근원의식 영혼은 우주의 영혼, 지고 의식이다.

생명력이 점점 정묘해지면서 호흡, 쁘라나 바유Prana Vayu는 극도로 미세해진다. 호흡이 더 이상 코를 통하여 흐르지 않게 될 것이고, 신체 내부로 흐르는 대신에 수슘나로 들어가게 된다.

코를 통하여 호흡이 흐르지 않는 이러한 꿈박(Kumbhak[7]) 상태에서 쁘라나는 수슘나에서 흐르며, 마음은 점차로 생명력으로 녹아 들어가며 함께 움직이게 된다.

이러한 쁘라나와 마음으로 여섯 짜끄라들을 통과할 필요가 있으며, 아갸 짜끄라를 뚫은 후에는 마음과 생명력 사이에 관계가 없어진다. 그 때 마음은 더욱 정묘해지고 지성과 하나가 되며 크리야는 지성의 영역에서 시작된다.

지성의 영역에서 크리야를 완성한 뒤에는 그것은 보다 더욱더 정묘해지고 개인의 근원 의식과 합일된다.

그 때 개인의 근원 의식이 우주의 영원한 의식, 빠라마뜨마Paramatma 안으로 들어가야 하고, 개인의 근원 의식Jivatma은 빠라마뜨마 속으로 용해된다.

궁극에는 브라흐마 란드라Brahmarandhra[8]를 통과하게 되고 형태가 없고 정의할 수 없는 브라흐만Nirguna Brahma으로 가라앉게 된다. 이것을 궁극의 구원 브라흐말린Brahmalin이라고 부른다.

---

7) 꿈박(Kumbhak)_호흡을 들이 쉬거나 내쉰 후 유지하고 있는 상태.

8) 사하스라라 짜끄라와 머리 뒤쪽의 윗부분인 물라Mula 짜끄라는 브라흐마 란드라의 자리이다. 최고의 의식과 연결되는 중요한 센터 간주되는 곳이다. 브라흐마란드라에 도달할 때 해탈 또는사마디-완전한 명상 상태가 이루어진다고 믿어진다. 이 지점은 영혼이 육체를 떠나 브라흐만과 합일하는 통로로 여겨지기도 한다.

18. 크리야의 '8지 요가'Aṣṭāṅga Yoga 8-fold

라자요가의 깊은 형태가 크리야요가이다. 그렇기에 공통적으로 8지 Aṣṭāṅga 요가의 길이 있다. 그것은 감각기관의 조절과 관련이 있는 야마Yama, 엄격한 훈련의 니야마Niyama, 바른 자세인 아사나Asana, 생명력 조절의 쁘라나얌Pranayam, 외부감각으로 향한 것의 철회와 내면화에 관련이 있는 쁘라띠아하르Pratyahar, 특정한 대상이나 개념에 마음을 고정하는 다라나Dharana, 불멸의 진리로 합일되어가는 디아나Dhyana, 그리고 수행자가 불멸의 진리와 하나가 되는 사마디Samadhi이다.

야마에서 쁘라띠아하르는 행위의 요가Karma yoga에 포함된다. 쁘라나야마의 내면을 향하게 되는 수련은 즉, 행위의 요가이다. 다라나, 디아나, 사마디는 지성Buddhi과 궁극의 영역Paramakshetra에서 일어나는 크리야들이다.

꾸따스타를 통과해 가며 참본성을 경험해 가면서 궁극의 지식을 얻기 때문에 지성Buddhi의 영역이라고 말한다. 경험하는 지고의식에 자아를 온전히 내맡기는 헌신Bhakti를 통해서 해방에 이르게 된다. 궁극의 성취는 사하스라Sahasrara에서 일어난다.

1) 야마 Yama

크리야의 맥락에서 볼 때, 야마yama는 단순한 도덕 규율이 아니다. 그것은 쁘라나(prāṇa)의 흐름을 거스르지 않는 삶의 태도, 다시 말해 존재 전체의 에너지 균형을 유지하는 생활 방식을 뜻한다.

아힘사-비폭력Ahimsa는 쁘라나의 자연스러운 흐름을 방해하지 않는 부드러운 의식, 말, 그리고 행위를 의미한다. 그것은 단순히 해치지 않는 것이 아니라, 모든 생명 안의 신성한 에너지를 존중하고 그 흐름과 조화를 이루는 상태이다.

사띠야Satya-진실이란, 내면의 가장 깊은 진동인 옴 소리Omkar에 정직한 것을 말한다. 그것은 외적 언어의 진실만이 아니라, 내면의 진리를 향해 존재 전체를 정렬시키는 것, 즉 본래의 자성을 실현하는 행위이다. 진실에 서 있는 자는 과도한 욕망이나 감정의 파도에 쉽게 흔들리지 않는다.

브라마차리야Brahmacharya는 생명력prāṇa shakti의 낭비를 막는 정신적 순결을 뜻한다. 그것은 단순한 금욕이 아니라, 성 에너지를 내면으로 회수하여 의식의 에너지로 전환시키는 요가적 지혜이다. 이렇게 전환된 에너지는 점차 브라흐만의 성품, 곧 순수한 신성의 본질로 나아가게 한다.

아빠리그라하Aparigraha- 무소유는 외적 소유나 결과, 혹은 크리야 수행을 통해 얻은 성취siddhi에 대한 집착을 버리는 것이다. 집착은 쁘라나의 흐름을 가두고, 중심을 잃게 만든다. 무소유의 태도는 에너지를 중심으로 회귀시켜, 내면의 고요함을 깊게 한다.

따라서 야마는 단순한 도덕적 서약이 아니라, "에너지의 누출을 막고 중심화하는 첫 단계", 곧 크리야의 쁘라나 조화와 존재의 실현Self-Realization을 위한 근본 토대이다.

-음식과 마음의 정화

무엇보다 첫 번째로 중요한 것은 음식이다. 사다까Sādhaka가 섭취하는 음식이 사뜨빅Sāttvic하지 않으면, 영적 개화는 깊어지기 어렵다. 몸이 불안정하면 마음 또한 고요하지 못하기 때문이다.

각 음식은 제각기 다른 구나Guna의 성질을 지닌다. 무겁고 탁한 음식은 따모 구나Tamoguna를 증대시켜, 게으름·졸음·의지 약화·탐욕과 같은 불선한 사념을 일으킨다. 반면, 맑고 가벼운 사뜨빅 음식은 마음을 안정시키고 쁘라나의 흐름을 깨끗하게 유지시킨다.

위가 가득 찰 때까지 먹는 것은 쁘라나의 상승을 방해한다. 요가적 식사는 "약간 모자란 듯한" 상태에서 멈추는 것이 바람직하다. 쁘라나야마Prāṇāyāma는 과식하는 자에게 그 효용이 미치지 않는다.

식후 약 4시간 후에 크리야를 수행하는 것이 가장 효율적이며, 이 원칙을 꾸준히 지키는 자는 요가의 길에서 빠르고도 안정적인 진보를 이룬다.

-마음의 맑음을 위한 습관

영혼의 진보는 일상의 선택과 습관에서 비롯된다. 사다까는 맑고 고귀한 내용을 담은 책을 읽고, 순수한 사람들과의 대화를 나누며, 정직하고 선한 행위를 실천해야 한다. 매일 바가바드 기따Bhagavad Gītā를 읽으며, 타인을 비난하거나 험담하는 말을 삼가야 한다. 필요 이상의 잡담은 마음을 흩어지게 하기에 정존된 대화를 하는 것이 이롭다.

물질적 기쁨에 대한 과도한 집착은 영적 여정에 도움이 되지 않는다. 때로는 신神이 수행자를 시험하듯, 모든 감각적 즐거움의 대상들을 눈앞에 두게 하기도 한다. 그때 마음이 그 유희에 빠져들면, 수행자는 그만큼의 대가를 치르게 된다. 참된 요기Yogi는 그 모든 유혹을 통과하며, 밖으로 흩어지는 에너지를 내면의 중심으로 되돌린다. 그때 비로소 쁘라나는 고요히 수슘나Suṣumṇā를 따라 흐르고, 그 흐름 속에서 '나'라는 분리감은 점차 사라진다.

2) 니야먀 Niyama

자율적인 규율과 권하는 내용의 내적인 훈련과 관계된다.
청정Śauca, 만족santosha, 건전한 고행tapas, 성찰/경전독송Svadhyaya, 신을 향하는 내맡김Ishvara Pranidhana

크리야의 맥락에서, 이 다섯은 수행자의 내적 진동을 고조시키는 생활 규율로 나타난다. 청정Śauca 은 신체와 나디 정화를 위한 크리야 쁘라나야마의 수행을 말한다.
쁘라나야마의 수련을 통해 우리의 몸과 신경계는 청정해지기 때문이다.

산또샤Santoṣa는 만족을 의미하며, 쁘라나의 흐름에 "그대로 머무는 만족감"이며, 들숨과 날숨의 자연스러움 속 평정에 머무는 것이다. 일상의 삶 속에서 만족의 미덕을 아는 것이다.

따빠스Tapas 크리야요가에서 말하는 따빠스-고행은 꾸준한 쁘라나얌pranayam의 수행과 집중과 내부 열agni을 일으키는 정진을 말한다. 정진을 이어가는 것이 따빠스Tapas 이다.

스바디야야Svādhyāya 만뜨라나 옴Om 진동을 통한 자기 내면의 경전 낭송이며. 바가바드 기따등의 경전을 공부하는 것이다.

이슈바라 쁘라니다나Īśvarapraṇidhāna는 신에게의 내맡김을 말하며, 쁘라나를 '주재하는 힘Ishwara Shakti에게 헌신하고 예경하는 것을 말한다. 니야마는 여섯 짜끄라를 순차적으로 정화하는데 힘을 준다.

매일 크리야를 일정한 시간에 수련할 필요가 있다. 처음부터 많은 시간을 수련할 것을 요구하지 않는다. 그러나, 규칙적으로 조금씩 수련을 해가는 것을 권한다. 이것을 통해 크리야 사다나를 할 때 일관성을 갖출 수 있다. 다소 자발적이고 일정한 규칙에 따라 크리야를 하는 것이 좋다. 시간이 지나감에 따라서 크리야 사다나의 길이는 자연스럽게 길어지게 된다.

일반적으로 크리야를 수련하는 사람은 해뜨기 전이나 해질 무렵, 해지고 난 후 2시간 후인 시간대에 수련하는 것이 무난하다.

크리야는 마음에 어떤 걱정이나 염려 없이 수련해야 한다. 그러면 크리야의 길에서 빠른 진보를 하는데 도움을 줄 것이다. 크리야에서 보다 빠른 수행의 진보를 보기 위해서는 초반에 하루에 두 번의 크리야를 행해야 한다. 때때로 그것이 어려울 때는 최소한 한 번은 꼭 수행하는 것이 좋다. 매일 같은 시간대에 크리야를 수련한다면, 사다까는 그 시간대에 자동적으로 마음이 고요해지는 것을 알아차리게 된다.

크리야가 깊어진 단계에 이르면, 사다까가 원하는 시간대에 언제나 수련할 수 있고, 크리야 시간의 길이도 자율적으로 길게 할 수 있으며 다르게 할 수도 있다. 깊어진 단계에서는 마음과 쁘라나가 사다까의 통제 하에 놓이기 때문이다. 크리야 사다나의 방해 요소는 소음들이다. 사다까는 조용하고 차분한 다소 어두운 방에서 크리야를 하는 것이 좋다.

야마Yama와 니야마Niyama는 요가의 중요한 토대이다. 야마와 니야마의 바른 토대 없이 요가에서 성공하기 어렵다.

3) 아사나Asana - Sthira-sukham asanam" - 안정되고 편안한 자세.

크리야 요가의 아사나는 단순한 체위가 아니라, 척추 중심선meru-danda을 통한 "에너지 균형의 자세"이다. 쁘라나가 척추를 따라 자유롭게 흐르도록 하는 고정된 중심축을 갖추는 것이 좋다.

아사나는 "쁘라나의 통로를 바로 세우는 생리적·에너지적 구조".이다. 아사나의 본래 의미는 앉는 것sitting pose을 말한다. 다양한 여러 아사나가 있다. 크리야를 수련하기 위해서는 싯다사나Siddhasan와 스와스띠까산 Swastikasan이 적합하고 하기에 쉽다.

이러한 좌법의 아사나를 한 후에 먼저 가슴이 충분히 펴지도록 숨을 들어 마신다. 그리고 쁘라나얌을 하는 동안 가슴이 잘 펴진 이 자세를 유지한다. 가슴을 잘 펴진 상태에서 어깨, 가슴 등은 편안하게 이완하는 것이 좋다.

팔과 손을 자연스럽게 곧게 쭉 뻗어서 유지하며, 손을 깍지껴서 가만히 다리 위에 내려놓는다. 좌법의 체위, 즉 아사나는 사마까야 시라그리바 Samakaya Siragriba 상태에 있어야 한다.

사마Sama는 곧고 바른 일직선의 상태를 말하고, 까야Kaya는 몸을 의미하고, 시라Sira는 머리, 그리바Griba는 어깨를 의미한다. 이것은 척추와 머리가 바르게 같은 선상에 있어야 함을 의미하는 것이다. 머리는 아래로 적당히 숙임으로 턱이 목을 향하여 당겨진다. 몸의 자세가 온전히 안정되게 하기 위해 이것은 반드시 연습해야 하는 것이다.

만약에 몸의 자세가 온전히 안정되지 않으면 실제 순서에 따라 쁘라나얌을 하는 것이 어렵기 때문이다. 앉을 때 바닥에 까는 것은 다음과 같이 하는 것이 좋다. 먼저 쿠션은 꾸샤Kusha 풀로 만들어진 것이 좋다.

그 위에 순모 담요를 깔고 실크천을 덮는다. 그러나 요즘은 꾸샤 풀로 된 깔개를 구하기가 쉽지 않다. 그래서 흰색이나 단색의 다른 직물이 섞이지 않은 순모 담요에 질이 좋은 실크 천을 올려놓고 앉으면 좋다.

크리야를 하는 동안에 또 주의해야 할 것은, 연수Medula Oblangata[9])가 아갸 짜끄라와 평행을 이루는 것이다. 크리야를 하는 동안에 연수가 내려가고 아갸Ajna가 올라갔다면, 그것은 마음이 온전하게 아갸 짜끄라의 중심에 있지 않고 생각에 따라 이리저리 움직이고 있음을 알 수 있는 것이다.

그래서 크리야를 하는 동안에 연수Medula Oblangata와 아갸Ajna의 중심이 땅에서 평행한 일직선을 이루도록 주의를 기울이고 유지해야 한다.

4) 쁘라나야마 Pranayama

크리야 쁘라나얌Pranayama은 바로 쁘라나야마의 심화적 형태이다. 숨의 길이를 조절하는 것을 넘어, 호흡의 '진동 근원'을 인식하고 들숨prana과 날숨apana을 합일시키는 것에 이른다. 들숨을 날숨에 바치고 날숨을 들숨에 바치며, 호흡은 매우 미세해져가며 께발라 꿈박에 이르게 된다.

파탄잘리의 "쁘라나야마pranayama"가 호흡 정제와 확장이라면, 크리야의 그것은 호흡 초월breathlessness을 향한다.

---
9) 연수Medula Oblangata_경추가 끝나는 곳 위에 위치하고 숨뇌라고 불린다.

크리야요가 사나다의 중요한 부분인 쁘라나얌에 대해 알아보자. 실제적인 명상으로 진입해 가는 데는 두 가지 장애 요소가 있다. 하나는 아바란Abaran으로 영적인 눈에 커튼과 장막이 드리워져 있는 것이고, 다른 하나는 생각에 의해 마음이 산만해지는 것Bikshep이다.

이 두 가지 요소 때문에 실제적인 명상이 깊게 진행되지 않는 것이다. 아바란은 구름이 해를 가리듯이 신을 가리는 것이다. 해는 언제나 그 자리에 있다. 그러나 어두운 구름이 해를 가리고 있을 때에는 태양이 없는 것처럼 보인다. 이와 같이 신과 내면의 빛은 언제나 꾸따스타에 계시지만, 아바란의 영향력 때문에 우리는 늘 그를 인식할 수 없다.

빅쉡은10) 마음을 한 곳에 모으고 유지하려 하지만, 마음이 그곳을 벗어나 생각으로 흩어지는 것을 말한다. 쁘라나얌을 수련하고 야마와 니야마의 바른 규율을 따르고 실천하게 되면, 정신적인 눈을 가리는 아바란은 서서히 사라지고 빅쉡은 고요해질 것이다.

명상 시 눈을 감았을 때 이 아바란 때문에 완전한 어둠만을 보는 것이다. 아바란Abaran이 사라지게 되면 우리가 신에 점점 가까워지면서 내면의 하늘이 조금씩 더 빛나게 된다. 이 아바란Abaran과 빅쉡Bikshep의 영향력에서 자유로워지는 것이 사다나의 가장 중요한 열쇠이다.

초기에 이 쁘라나얌에서 쁘라납Pranab은 자연스러운 들숨과 날숨을 하면서 옴Om을 기억하는 것이다. 들숨을 하면서 마음속으로 내면의 센터에 옴Om을 암송하고 날숨을 하는 동안에도 옴Om을 암송하는 것을 의미한다.

---
10) 빅쉡과 아바란은 빠라마한사 쁘라나바난다의 가르침에 기반해서 적었다.

마음과 내부의 시선은 아갸 짜끄라Ajna Cakra의 중심인 꾸따스타Kutastha에 머물러야 한다. 크리야를 시작하는 시기에는 아갸 짜끄라의 중심이나 꾸따스타의 중심에 위치시키는 것은 매우 어렵다.

그러기에 마음의 바라보는 지점이 눈썹 사이 미간에 늘 유지되도록 해야 하고, 내면의 시야에서 어떠한 형태의 모양이 나타나면 그 중심에 주의를 유지해야 한다. 이 모든 것은 눈을 감고 한다.

아갸 짜끄라의 중심은 다섯 짜끄라의 중심과 정렬되고 연결되어 있다. 그것은 아갸 짜끄라의 중심에만 온전히 주의를 집중하면서, 어떻게 우리가 모든 여섯 짜끄라를 향해할 수 있는지를 말해주는 것이다.

마음의 질은 호흡과 연결되어 있기 때문에, 쁘라나야마의 수련은 요가 전체의 과정에서 매우 중요하다. 쁘라나야마를 통해서 사마디에 이를수 있는 토대가 마련된다. 크리야 쁘라나얌을 통해서 호흡과 그 호흡의 쁘라나가 매우 미세해지는 단계에 도달하게 된다.

마음이 명상의 대상에 자연스럽게 집중되게 해주즌 것은 쁘라나야마를 통해서 마련된다. 내면의 시야가 밝아지고 생각은 조용해지게 된다.

그러한 것은 쁘라띠아하라, 다라나와, 디아나의 바탕이 된다.
이것이 쁘라나야마의 필요성이다. 또한 쁘라나마를 통해 우리의 나디들이 정화 되고 의식의 층에 쌓여있는 것들이 정화된다.

이러한 것 없이는 명상은 실제적으로 개화하기 어렵다. 그래서 쁘라나얌을 통해 모든 것은 준비되고 존재는 밝아진다.

크리야 쁘라나얌을 통해서 다섯 짜끄라를 정화하고 여섯 번째 짜끄라인 아갸에 이르게 된다. 그러면 꾸따스타의 쁘라나는 매우 미세해지고 고요한 상태에 이르게 된다. 이것은 크리야 쁘라나얌을 통해 일어나는 것이다.

이와 같이 쁘라나얌을 지속적으로 수련하게 되면 쁘라나Prana는 매우 미세해지고 극도로 정묘해진다. 어느 날 마음은 분산됨 없이 온전히 꾸따스타에 고정될 것이다. 마음이 고요한 집중에 이르게 될 때까지 크리야를 해나가야 한다.

마음이 미간의 센터에 안정되었을 때 호흡은 극도로 미세해진다. 정묘한 의식이 아갸 짜끄라 위로 올라가게 되면 여섯 짜끄라의 크리야는 개화된 것이다. 그때 마음과 쁘라나는 고요하고 안정된 가운데 사마디를 향하여간다.

쁘라나의 조절 없이 높은 단계의 크리야를 하기는 어렵다. 쁘라나얌의 주된 목적은 쁘라나에 대한 온전한 조절력을 얻는 것과 신경계와 의식을 정화한다.

5) 쁘라띠아하르 Pratyāhāra

크리야의 맥락에서 쁘라띠아하르Pratyāhāra는 쁘라나의 흐름이 외부 감각기관으로 흩어지지 않고, 다시 척추의 중심축과 내면 공간으로 회수되는 상태를 말한다.

이것은 단순히 감각을 억누르는 것이 아니라, 에너지가 내면의 본향으로 돌아가며 감각기관이 스스로 내적 근원에 녹아드는 과정이다.

"감각이 내면으로 돌아올 때, 그것은 억제에 의한 침묵이 아니라 자연스러운 평화의 귀향이다. 감각이 스스로를 거두어들일 때, 모든 소리는 옴 속으로, 모든 빛은 꾸따스타 속으로 스며든다."

- 라히리 마하사야 -

크리야 수행에서 쁘라띠아하르는 케차리 무드라Khechari Mudra나 샴바비 무드라Shambhavi Mudra 상태에서 가장 깊이 일어난다.

혀가 미묘히 비강안으로 들어가고, 시선이 미간 중심으로 고정될 때, 외부 감각의 끌림이 점차 사라지고 내면의 옴의 진동과 빛이 인식되기 시작한다.

이것은 "에너지의 내향화"이며, 밖으로 새던 쁘라나가 미간 중심 꾸따스타에 집중되기 시작하는 시점이다.

쁘라띠아하르는 명상의 첫 단계이기도 하며, '빠라바스따Paravastha,에서 깊은 의미의 단계로 그 진정한 의미가 드러난다.

그곳에서 감각은 더 이상 외부 대상을 좇지 않고, 내면의 진동Spanda 속으로 녹아들며, 마음은 자연스럽게 고요해진다. 이때 존재는 빛과 소리, 감각과 의식이 모두 한 중심으로 회귀하는 내향적 흐름을 직접 체험하게 된다.

"감각기관이 내면으로 회수될 때, 그것은 신성한 자기통제의 시작이다. 이것은 억제나 인위적 집중이 아니라, 영혼이 고향으로 돌아가는 첫 걸음이다."

- 빠라마한사 요가난다 -

쁘라띠아하르의 완성은, 생각의 활동이 잦아들고, 외부 세계의 소리와 형상이 더 이상 마음을 움직이지 않을 때 이루어진다. 그 순간 내면의 소리는 점점 더 명료해지고, 영혼은 그 영원한 옴의 파동 속에서 안식한다. 이 상태가 깊어질수록 의식은 자연스럽게 다라나Dhāraṇā로 이어진다.

6) 다라나, 디아나, 사마디

(1) 다라나 Dharana

크리야의 맥락에서 다라나Dhāraṇā는 척추를 따라 상승한 쁘라나가 꾸따스타Kutastha, 미간 중심의 영적 눈에 정착될 때 일어나는 자연발생적인 집중을 말한다.
이 집중은 의지나 노력의 산물이 아니라, 쁘라나가 고요히 중심축에 머물 때 저절로 일어난다.

크리야 쁘라나야마 수행 중, 들숨과 날숨이 척추 센터를 오르내릴 때, 그 의식이 꾸따스타에 완전히 안착되면 마음의 여섯 가지 감각기관은 고요해지고, 그 고요 속에서 의식은 자발적으로 집중된다. 이것이 진정한 다라나이다.

"그대가 척추의 빛을 따라 호흡할 때, 집중은 스스로 일어난다.
의식이 꾸따스타의 별에 머물면, 생각은 바람 없는 호수처럼 맑아진다.
그대는 집중하려 하지 말고, 단지 그곳에 머물라."

- 라히리 마하사야 -

다라나는 쁘라나의 질이 안정되어, 내면 의식이 중심으로 전환되는 지점이다. 이 단계에서 사다까는 점차 꾸따스타의 빛을 '본다'.

빛은 단순한 환영이 아니라, 의식이 자기 근원과 접촉하기 시작했다는 신호이다.

"꾸따스타의 빛은 혼이 성령의 문을 열고 있는 표시이다.
그 문 앞에 오래 머무를수록, 마음은 신의 침묵 속으로 녹아든다."

- 빠라마한사 요가난다 -

다라나가 깊어지면 의식은 아갸 짜크라Ājñā Chakra를 관통하고,
사하스라라Sahasrāra 하단에 이르러 보다 미세한 집중의 단계로 들어간다.

이때 사다까는 어떤 특정 대상에 집착하지 않고, 의식 그 자체를 바라보는 고요한 주시 상태로 들어간다.

(2) 디아나 Dhyāna

크리야의 맥락에서 디아나Dhyāna는 쁘라나의 흐름이 완전한 균형에 도달하고, 의식이 스스로의 중심인 옴Om vibration 속에 머무는 상태이다.

호흡은 거의 멈추며, 마음은 무한한 빛과 소리 속으로 흐른다. 이때 명상은 더 이상 노력의 결과가 아니라, 자연스러운 내적 상승으로 일어난다.

"명상은 그대가 행하는 것이 아니라, 신이 그대를 통해 행하는 것이다. 그대가 고요할 때, 신은 호흡이 되어 그대 안에 흐른다."

- 라히리 마하사야 -

이 첫 번째 디아나를 지나면, 수행자는 더 깊은 의미의 디아나로 들어간다. 그곳에서 의식은 '생각 이전의 지혜'에 닿고, '나'라는 인식의 중심이 점점 사라지기 시작한다. 그때 마음은 무한의 광명 속에서 스스로 녹아들며, '앎'과 '앎의 대상'이 하나로 합쳐진다.

"참된 명상은 생각이 없는 집중이 아니라, 신성한 생각만이 존재하는 상태이다. 그곳에는 명상자도 없고, 명상의 대상도 없으며, 오직 신만이 남아 있다."

- 빠라마한사 요가난다 -

(3) 사마디 Samādhi

크리야의 맥락에서 사마디Samādhi는 호흡이 극도로 미묘해지는 단계를 넘어, 완전한 께발라 꿈박Kevala Kumbhaka, 자연적 무호흡 상태이 이루어지고, 쁘라나가 중심축을 따라 머물며, 옴의 진동마저 사라지는 상태를 말한다.

이때 의식은 '순수의식Pure Consciousness' 속으로 완전히 녹아든다.

"호흡이 멈출 때, 그대는 죽는 것이 아니라 살아난다. 그대는 신의 호흡 속으로 흡수된다. 그때 그대는 '숨 쉬는 자'가 아니라 '존재 그 자체'가 된다."

— 라히리 마하사야 —

"사마디는 호흡을 넘어서는 고요, 영혼이 영원과 하나 되는 상태이다. 그곳에서는 모든 진동이 멈추고, 오직 순수의식만이 존재한다.
그것이 'The calm state beyond breath, the realization of Spirit'이다."

— 빠라마한사 요가난다 —

크리야 요가의 사마디는 쁘라나의 완전한 통제와 정지를 통해 의식이 지고의식의 차원으로 상승하는 과정이다.

그 흐름은 다음과 같다. 크리야 쁘라나야마를 통해 쁘라나가 고요한 꿈박에 이르고, 의식은 외부 감각을 떠나 꾸따스타의 무한한 빛으로 집중된다. 그때 수행자는 내면의 옴 소리와 빛, 바이브레이션을 체험하게 된다.,

그 후, 께발라 꿈박이 완전해지면 빛과 소리마저 사라지고, 의식은 진동 이전의 고요로 녹아든다.

그때 보는 자, 보는 행위, 보이는 대상이 소멸한다. 시간과 공간, 이름과 형태가 모두 사라진다. 이 절대의 합일의 사마디에 이르게 된다.

"그대가 빛을 넘어 고요 속에 머물 때, 그것이 진정한 해방이다.
그곳에는 '그대'도 없고 '신'도 없으며, 오직 하나의 의식만이 있다."

- 라히리 마하사야 -

이때 사다까는 자신의 정체성을 잊고, 완전한 지복 속에 녹아든다. 마음과 지성은 사라지고, 개인의 영혼은 형체가 없는 우주의 지고의식과 하나가 된다.

19. 크리야 옴Om 자빠Japa

우주적 진동의 근원을 옴Om이라 한다. 만두카 우빠니샤드Mandukya Upanishad에서는 Om을 브라흐만Brahman 자체의 소리 표현Śabda Brahman으로 설명한다.

"Om iti etad akṣaram idam sarvam"
옴Om은 이 모든 존재를 포괄하는 음절이다.

즉, 우주가 나타나기 전의 무한한 '존재-의식-지복Sat-Chit-Ananda'이 진동하기 시작할 때의 최초의 소리가 옴Om 이다. 세 세계와 세 의식 상태를 상징한다.

"명상에서 Om의 가치는 의식의 진동을 정화하고 상승시킨다." 크리야에서 Om의 진동은 척추 중심을 따라 흐르는 쁘라나prāṇa의 주파수를 정렬시켜 주고, 이 진동이 세밀해질수록 내면의 "나는 몸이다"라는 동일시가 녹아내리고, 의식은 점점 꾸따스타Kutastha로 향해간다.

옴'Om'은 주객의 구분이 사라지는 경계의 소리로 작용하고 소리를 들을 때 듣는 자가 사라지고, 남는 것은 순수 의식이 스스로를 들음이다.

그래서 요가 수뜨라Yoga Sutra에서도 성인 빠딴잘리Patanjali는 "신의 상징은 옴praṇava이다."고했다. 그 소리를 반복하고Om Japa, 그 의미를 묵상하라."고 말했다. 옴을 반복하는 것을 옴 자빠라 한다.

크리야요가의 수행은 단순한 호흡 조절이 아니라 옴Om을 통한 내적 진동의 상승이고 호흡이 척추의 센터와 연수에 몰입하게 해준다.

호흡의 쁘라나prāṇa가 척추를 오르내릴 때, 수행자는 미묘하게 들리는 옴Om"의 내적 진동을 감지하게 된다. 이때 실제로 외적으로 소리를 내지 않아도, 의식이 쁘라나prāṇa의 소리śabda를 옴Om으로 인식하게 되며, 감각기관을 조용하게 만든다.

지속적으로 이어지는 옴 자빠Om Japa와 함께하는 쁘라나얌pranayam은 꾸따스타Kutastha의 인식을 발전시켜준다. 옴Om Japa를 통한 꾸따스타Kutastha에 집중이 깊어지면, 꾸따스타의 빛은 밝아지고 호흡은 점점 미세해져 간다. 그것은 사마디의 원인으로 작용한다.

" 옴Om은 인간의 의식과 신성한 의식을 연결하는 다리이며, 크리야 수행자는 이 다리를 따라 올라가며, 소리의 근원적 침묵에 합일한다."

-빠라마한사 요가난다-

옴은 신성한 신의 언어이다. 특별한 방식으로 반복하게 되면Om Japa 마음과 사념들을 가라앉혀 고요하게 만들고 순수의식인 신에 가까이 다가가게 한다. 쁘라나얌을 하면서 옴을 암송하는 것은 모든 짜끄라들을 활성화시키는 힘을 가지고 있다. 우주가 존재하기 이전에 오직 이 신성한 소리만 있었다.

옴이 신의 언어이며 신, 그 자체라 불리는 이유다. 크리야를 하는 동안에 각 짜끄라의 중심에서 옴 자빠Om Japa는 매우 중요하다. 자빠Om Japa는 짜끄라들을 깨운다.

라히리 마하사야께서는 "옴Om 암송 없이 하는 쁘라나야마는 단지 호흡 수련에 지나지 않는다". 고 말하셨다. 그것은 어떠한 정신적 개발을 담보하지 않고, 옴 자빠Om Japa 없는 크리야는 따마식Tamasic이 될 수 있고 열매 맺는 것이 어렵다.

크리야요가Kriya Yoga나 라자요가Raja Yoga나 브라흐마 비드야Brahma Vidya는 모두 같다. 이것은 우리의 개별적 영혼Jivatma을 용해시켜 우주적 영혼인 빠라마뜨마Paramatma와 하나 되게 함으로써 니르바나에 이르는 것이기 때문에 가장 위대한 요가이다.

우리는 신성한 지고 의식과 하나 되기 위해서 우리의 본성이 그와 같다는 것을 자각해야 한다.

ॐ

Om Gaṃ Gaṇapataye Namaḥ
Om Aiṃ Sarasvatyai Namaḥ
Om Guṃ Gurubhyo Namaḥ
Om Gurave Namaḥ
Om Paraṃ Gurave Namaḥ
Om Parapara Gurave Namaḥ
Om Parameṣṭhi Gurave Namaḥ
Om Jagad Gurave Namaḥ

"옴ॐ 구루의 연꽃 발아래에 절합니다˚

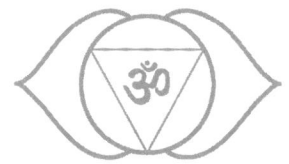

2

크리야요가

크리야요가 사다나

쁘라나야마Pranayama를 통해 우리의 몸과 마음은 의미 있게 준비된다. 이러한 토대는 크리야의 열매를 무르익게 한다. 크리야 요가 사다나에서 개화되기 위한 가장 중요한 요소다.

1. 전통적인 요가 수행법과 크리야

　초의식Superconscious 상태로 돌아가는 유일한 길은 요가를 통해 생각의 소음과 요동을 거꾸로 되돌리는 것이다. 요가는 '의식적인 명상'의 과정이지, 잠에 빠진 상태가 아니다. 신神실현God Realization을 위한 완전하고 통합적인 수행 체계를 이루는 다섯 가지 요가가 있다.

-첫 번째는 하타 요가Hath Yoga이다.
　이것은 육체 단련이나 능력의 개발에 이르는 것이 아니다. 특정한 에너지 활성화 운동을 통해 몸, 마음, 감정을 준비하는 과정이다. 이 하타를 수행하는 동안 수행자는 의식적으로 명상하며 존재Sat와 의식Chit의 쁘라나 흐름과 그 리듬을 자각한다.

　즉, 하타 요가는 삿칫아난다Sachidananda, Sat-Chit-Ananda: 존재-의식-지복의 쁘라나 흐름에 대한 명상 과정이다. 그렇지 않으면 미미한 결과만을 낳는다.

- 두 번째 요가는 행위의 요가Karma Yoga이다.
이것은 우리가 삶의 모든 순간에 수행하는 활동 속에서 사칫아난다와의 합일을 추구하는 과정이다. 까르마Karma라는 단어는 K-움직이다 + R-쁘라나, 생명력 + Ma-연수medulla oblongata를 의미하며, 이는 크리야 요가Kriya Yoga에 의해 완성된다. 따라서 크리야 요가는 까르마 요가의 가장 높은 형태이다.

까르마 요가 수행자는 자신의 '참본성- Higher Self', 즉 삿칫 아난다의 명령과 인도를 인식하게 된다. 모든 행위는 삿칫 아난다에 대한 인식과 헌신의 행위로, 순수한 기쁨 가운데 이루어진다.

선한, 중립적인, 악한 행위는 모두 삿칫 아난다의 스펙트럼적인 놀이일 뿐이다. 그림이 흰색, 검정, 회색 음영이 없으면 완성될 수 없듯이, 세상 또한 선, 중립, 악의 생각과 감정이 없이는 존재할 수 없다.

의식적인 인간과 초의식적인 존재의 차이는 후자가 이러한 스펙트럼 형태를 초월했다는 점이다. 그러나 인간은 잠재의식, 의식, 그리고 신의 초의식 상태를 오갈 수 있는 능력을 지닌다.

- 세 번째 요가는 박띠 요가Bhakti Yoga이다.
이것은 삿칫 아난다에 대한 순수한 헌신의 길이다. 이 요가를 수행할 때 모든 감정은 그분에 대한 내맡김으로 바뀐다

박띠 요가를 통해 우리는 삿칫 아난다의 모든 형상과 행위, 창조를 사랑한다는 것을 깨닫는다. 이 요가에서는 모든 감정의 스펙트럼이 가라앉고, 하나의 총체적이며 지복에 가득한 의식으로 통합된다.

박띠 요가의 가장 높은 경지, 즉 깊은 헌신의 상태는 크리야 요가를 통해 도달된다. 크리야 수행 중 꿈박Kumbhak, 평화롭고 사랑스럽고 지복에 찬 침묵의 단계에서, 신에게 우리 몸의 모든 세포가 완전히 항복하기 때문이다.

- 네 번째 요가는 갸나 요가Gyana/Jnana Yoga이다.
이것은 이성과 지성, 논리와 분석의 요가이다. 이 요가를 통해 수행자는 자신의 의식을 순수한 지성intellect과 감정, 즉 아난다Ananda, 지복의 에너지와 조율시킨다. 그것은 그 자체로도 광대한 수행 영역이다.

갸나 요가의 최고·최심 상태 또한 크리야 요가를 통해 이루어진다. 크리야 수행 중 꿈밖의 행복 상태에 이르면, 신이 우리의 구루가 되어 그분의 전지全知와 지혜가 우리에게 흐르기 때문이다.

- 다섯 번째 요가는 라자 요가Raja Yoga이다.
즉, 모든 다른 네 가지 요가를 통합하여 완전한 평정과 고요 속의 깊은 명상 상태로 들어가는 크리야 요가이다. 이 수행은 육체와 마음을 초의식 상태로 끌어올리며, 그리하여 우리는 초월한다.

"바가바드기따"는 우리가 다섯 가지 요가의 균형을 실천해야 하며, 어느 하나의 방법만을 두고 논쟁해서는 안 된다고 말한다. 인간과 신의 차이는 무지와 순수한 지혜와 사랑의 차이일 뿐이다.

 무지가 제거되면 베일이 벗겨지고, 우리는 영원히 그랬던 본래의 자신―즉 아난다, 삿칫 아난다의 불가분한 일부―을 목격하게 된다. 그것은 마치 물방울이 거대한 바다와 합쳐져 더 이상 분리될 수 없는 하나가 되는 것과 같다.

2. 세 가지 구나와 의식의 변형 – 크리야 요가

우리의 마음Manas은 결코 고정된 것이 아니며, 세 가지 근본적 힘 곧, 구나Guna의 끊임없는 작용 아래 움직인다. 사띠야Satya, Sattva 구나는 밝고 투명한 순수성을 나타내고, 라조Rajo구나는 움직임과 동요, 따모Tamo는 무거움과 무지의 에너지로 설명된다.

"세 구나가 마음에 작용하는 것은 물결이 바다 위에서 움직이는 것과 같다. 바다는 변하지 않지만, 파도는 끊임없이 일어난다."

– 라히리 마하사야, Amritabindu Vyakhya –

즉, 마음의 본질은 근본적으로 순수하고 광명한 것이나, 구나의 흐름에 따라 그 표면의 움직임 – 즉 생각, 감정, 욕망이 생겨나는 것이다.

1) 구나의 우세에 따른 마음의 변화
- 사띠야 구나가 우세할 때
  마음은 투명해지고, 사념Chitta은 고요히 맑은 하늘처럼 펼쳐진다. 욕망은 희미해지고, 생각은 자연스레 진리Dharma를 향한다. 이때 '쁘라나Prana'의 흐름은 수슘나Sushumna를 따라 균형을 이루며, 꾸따스타Kutastha의 빛인 '신성의 중심'이 드러나기 시작한다.

"사띠야 구나의 지배 아래 있을 때, 인간은 신의 의식 속으로 점점 들어간다. 그의 마음은 투명한 거울이 되어 영혼의 빛을 반사한다."

– 요가난다, God Talks With Arjuna II.14 –

- 라조 구나가 증가할 때

사띠야와 따모구나는 일시적으로 약화되며, 에너지는 밖으로 향하고, 행동과 성취, 경쟁, 열정으로 나타난다. 이때의 쁘라나는 척추의 바깥쪽 경로, 이다Ida와 삥갈라Pingala 를 통해 활발히 움직인다.

그러나, 이러한 상태가 지속되면 마음은 흩어지고, 에너지는 외부로 흘러 나간다. 따모 구나가 우세할 때, 마음은 무겁고 둔해지며, 명료함이 사라진다.

라히리 마하사야는 이를 "잠든 의식의 상태"라 하였고, "이 상태에서는 수행조차도 외형적 행위로 남는다."고 경계의 가르침을 주었다.

- 라히리 마하사야, Gita Commentary, Ch.apter14 -

2) 구나의 빛과 내면의 하늘Chittākāśa

요가 전통은 구나의 비율이 내면의 색으로 드러난다고 설명한다. 사띠야가 우세할 때는 백색 광이, 라조가 우세할 때는 붉은 광이, 따모가 우세할 때는 암흑 혹은 회색빛이 내면의 하늘에 비친다.

이 빛의 변화는 단순한 상징이 아니라, 짜끄라를 통과하며 변하는 쁘라나의 진동수를 의미한다. 따라서 빛의 색은 그때의 마음 상태이자 쁘라나의 질을 동시에 나타낸다.

"내면의 빛의 스펙트럼은 영혼의 상태를 반영한다".

- 요가난다, Autobiography of a Yogi, Ch.26 -

3) 짜끄라를 따라 상승하는 구나의 변환

라히리 마하사야의 크리야 요가 전승에 따르면, 구나는 척추의 각 짜끄라를 따라 점진적으로 변형된다.

-물라다라Mulādhāra의 지배 구나는 따모Tamo이고 특성은 무거움, 무지, 정체의 성질이다. 생존과 본능의 잠재된 쁘라나의 영역이다. 이 단계의 쁘라나는 가장 무겁고, 잠들어 있으며, 외부 감각과 강하게 결합 되어 있다.

수행 초기에 나타나는 혼탁함, 졸림, 집중력 결여는 따모 구나의 영향이다. "따모의 장막은 무지의 가장 두꺼운 형태"이다.

- 라히리 마하사야, Gita Commentary, Ch.14.8 -

- 스와디스타나Svādhiṣṭhāna의 지배 구나는 라조Rajo이고 특성은 욕망, 창조성, 감정적 움직임이다. 이곳은 에너지의 방향 전환이 일어나며 물라다라에서 점차 라조가 증가하면서 욕망이 정제된 형태로 바뀐다. 감정적 에너지가 예술적 창조력이나 헌신으로 변할 수 있다.

- 마니뿌라Manipūra는 구나의 전환점이다. 라조 구나와 사띠야 구나는 균형을 이루기 시작한다. 이곳의 특성은 의지와 결단, 자각의 불이 있는 곳이다. 쁘라나가 상승하며 의식이 깨어나는 곳이다. 이 짜끄라는 자아의식Ego과 신성의식이 처음 만나는 지점이다.

"마니뿌라는 구나의 전쟁터이다. 여기서 쁘라나는 불길처럼 타오르며, 그 빛은 '나는 행동한다'는 의식과 '그가 행한다'는 신의식이 충돌하는 곳이다."

- 라히리 마하사야, Amritabindu Vyakhya -

- 아나하따Anāhata는 사띠야 구나가 확장되는 곳이다. 이곳의 특성은 평화, 사랑, 직관이다. 마음이 신의 빛을 직접 반사하기 시작하는 단계이고 이곳에서는 내면의 빛이 더욱 밝아지고, 귀 안쪽으로 나드Nāda의 소리가 들리기 시작한다.

"아나하따에서 들리는 나드는 영혼의 노래이며, 신의 음성이다"
- 빠라마한사 요가난다, The Divine Romance -

- 비슏다Viśuddha의 지배 구나는 순수한 사띠야 구나이다. 특성은 순결, 명료함, 창조적 진동이다. 마음의 모든 이중성이 사라지는 지점이고, 이 단계에 이르면 구나는 더 이상 분리되어 작용하지 않는다. 쁘라나는 완전히 정화되어 수슘나의 중심으로 흘러 들어간다. 내면의 하늘은 백색광으로 가득 차고, 의식은 꾸따스타를 향해 집중된다.

- 아갸Ajña는 초월 구역이며 구나의 상호 작용이 소멸하는 곳이다. "세 구나를 초월한 자의 자리"이다. 여기에 이르면 마음은 더 이상 사띠야조차도 의지하지 않는다. 순수한 자각의 의식Chaitanya만이 남고, 구나는 완전히 정지한다.

"사띠야도 결국은 구나이다. 그것은 사슬의 황금 고리이다.
황금이라도 고리는 고리이다. 그대는 그것마저 초월해야 한다."
- 라히리 마하사야, 기따Gita 주석, Ch.14.20 -

4) 구나의 해방 – 구나띠따Guṇātīta의 상태

크리야 요기의 최종 목적은 구나의 완전한 초월Guṇātīta-bhāva이다. 이것은 "구나의 작용이 더 이상 마음에 흔적을 남기지 않는 상태"를 의미한다.

"그대가 더 이상 구나의 노예가 아닐 때, 모든 행위가 신의 행위로 변한다. 그때 쁘라나는 완전히 수슘나 속으로 흘러 들어가고, 숨은 사라지며, 영혼은 고요 속에서 신의 빛과 하나가 된다."

– 요가난다, The Second Coming of Christ –

이때의 의식은 물질적 세계의 모든 대립, 밝음과 어둠, 활동과 정지를 넘어선다. 그것은 존재의 본질, 즉 샷칫 아난다Sat-Chit-Ānanda[11]의 순수한 실재이다.

요가 수행의 길은 결국 구나의 정화 과정이다. 따모에서 라조로, 라조에서 사띠야로, 그리고 사띠야마저 초월하는 길이다. 이 여정의 모든 단계는 짜끄라와 나디의 정화, 쁘라나의 조화, 그리고 의식의 투명화 과정을 통해 일어난다. 따라서 크리야 요가의 본질은 단순한 호흡 행법이 아니라, 의식의 물질적 속성을 정화하여 신성의 본래 빛으로 되돌리는 구나의 변환과정이다.

"크리야는 구나의 흐름을 거슬러 올라가는 신성한 역류다. 그대가 그 길을 따라 올라갈 때, 구나는 그대의 발밑에서 사라진다."

– 라히리 마하사야, Kriya Tattva Sutra –

---

[11] 샷-칫-아난다는 절대적 존재Sat-의식Chit-지복Ānanda를 의미하며, 이는 모든 것의 근원이자 요가 수행의 궁극적인 목표인 상태를 나타낸다.

3. 짜끄라의 위치

 척추에는 '짜끄라'라고 불리는 미묘한 아스트랄 기관이 존재한다. 이들은 개인 의식의 깊은 경험에 도달하게 하며 내적 의식의 정화와 지혜에 이르는 이상적인 계단들이다. 짜끄라를 연꽃의 꽃잎, 신성한 도형의 모양과, 중심의 비자 만트라 등으로 시각화하는 것은 반드시 필요한 것은 아니다. 중요한 것은 짜끄라의 적절한 위치를 인식하는 것이다. 크리야 요가 수행을 통해 이 위치는 점점 더 뚜렷하게 느껴질 것이다.

 정신적인 침묵의 고요, 신체의 이완, 그리고 깊은 지혜에 대한 열망이 있을 때, 크리야 쁘라나얌은 자연스러운 내면의 경로를 따르며 내적인 집중으로 이어진다. .

 짜끄라의 실재를 깨닫게 되면, 그 섬세한 바이브레이션을 듣고 특정한 빛의 색조를 그 위치에서 감지해 가게 된다. 숨이 매우 미세해져 가고 케차리 무드라의 수행이 이러한 경험을 더욱 돕게 된다.

- 첫 번째 짜끄라인 물라다라Muladhara는 척추의 맨 아래, 천골 바로 아래에 위치한다.
- 두 번째 짜끄라 스와디쉬타나Svadhisthana는 천골 부위에 있으며, 물라다라와 세 번째 차크라 사이의 중간쯤에 있다.
- 세 번째 짜끄라 마니푸라Manipura는 요추 부위, 즉 배꼽의 높이에 위치한다.
- 네 번째 짜끄라 아나하따Anahata, 심장 차크라는 등 부위-흉추에 있다. 이 위치는 심장 위치의 척추에 있다.

- 다섯 번째 짜끄라 비슈다Vishuddha는 목이 어깨와 만나는 지점에 있습니다. 머리를 좌우로 흔들고 몸통을 고정한 상태에서 특정한 마찰음이 들리는 지점에 집중하면 위치를 알 수 있다.

- 여섯 번째 짜끄라 아갸Ajna는 뇌하수체와 송과체와 밀접하다. 연수Medulla와 미간 사이의 쿠타스타Kutastha 지점은 아갸Ajna 짜끄라와 밀접하게 연결되어 있으며, 별개의 존재로 볼 수 없다. 실용적인 관점에서 볼 때, 연수Medulla는 가장 중요한 중심이다. 이곳에 집중이 안정되면, 자신의 내면에 안착한 느낌이 들고 명상이 깊어지게 된다.

머리의 턱을 좌우로 아주 천천히 섬세하게 왔다 갔다 하면서 연수의 위치를 느껴보는 것은 연수의 자리를 인식하는데 도움이 된다. 연수Medulla는 척추의 맨 위에 위치해 있다. 턱을 들어 올리고, 후두골 아래쪽의 목 근육을 늘린 후, 그 뼈 아래에 있는 작은 움푹한 공간에 집중해 보면. 메둘라는 바로 그 공간의 정면에 있다.

꾸따스타는 빛을 보며 내적 실재에 들어가는 곳이다. 빛을 평온하게 바라보며 그 안에 깊이 잠기는 것은 매우 이로운 수행이다. 연수Medulla는 척추의 맨 위에 위치해 있다. 경추가 끝나는 곳 바로 위에 있다. 연수와 꾸따스타가 크리야에서 6 번째 짜끄라로 사용하는 위치이다.

연수에서 미간까지 이동하면 아갸짜끄라의 자리를 찾는 것이 어렵지 않다. 머리를 좌우로 몇 센티미터씩 천천히 흔들며, 양쪽 관자놀이를 연결하는 느낌을 찾아보면 도움이 된다.

아갸를 찾기 위해서는 두개의 가상선이 교차하는 지점에 집중해야 한다: 하나는 연수와 미간을 잇는 선, 또 하나는 양 관자놀이를 잇는 선이다. 케차리 무드라를 할 때 혀끝을 통해 흐르는 에너지는 뇌하수체pituitary gland-hypophysis을 자극한다. 이 내분비선은 완두콩 크기이며, 시상하부의 아래쪽 바닥에서 돌출되어 있다.

어떤 잘 알려진 크리야 계보에서는 이 뇌하수체가 '영적눈Spiritual Eye'을 체험하는 데 중요하다고 가르친다. 아울러 송과선Pineal gland의 역할도 강조한다. 이 작은 내분비선은 작은 솔방울 모양이며, 많은 수행단체들이 그 상징으로 사용해 왔다. 위치는 뇌하수체 뒤, 제3뇌실의 후방이다. 송과선에 장기간 집중하면, 완전한 백색의 영적 빛을 경험할 수 있으며, 이것이 완전한 명상으로 들어가는 사마디Samadhi로 연결된다.

수슘나 내부의 아갸 짜끄라와 나머지 다섯 짜끄라 사이의 관계는 다음과 같다. 수슘나·이다·삥갈라는 비유하자면 연꽃 줄기의 물이 흐르는 통로와 같은 것으로 연결되어 있다. 수슘나는 아갸 짜끄라부터 다른 모든 다섯 짜끄라의 중심을 경유해서 하강한다.

아갸ajna 짜끄라와 다섯 짜끄라는 연결되어 있으며, 다섯 짜끄라에서 나오는 빛의 형상들은 모두 오직 아갸 짜끄라를 통해서만 보인다. 우리가 수슘나에 들어갔을 때 수슘나 내부의 밝은 빛을 보게 되는데 이것은 실재적으로 꾸따스타에서 내려오는 것이다. 아갸 짜끄라 내부 빛은 비슈누 조띠Vishnu Jyoti 혹은 주 끄리슈나Lord Krishna로 불리고 안내자 역할을 한다.

이제 크리야 수행자는 늘 그 '조띠Jyoti-빛'의 중심을 바라보면서 이 빛을 따라가야 한다. 그것은 우리를 꾸따스타로 인도할 것이다. 크리야 수행자가 어떤 무언가를 알기를 원한다면, 그것이 무엇이든 이 빛Jyoti에서 답을 받을 것이다.

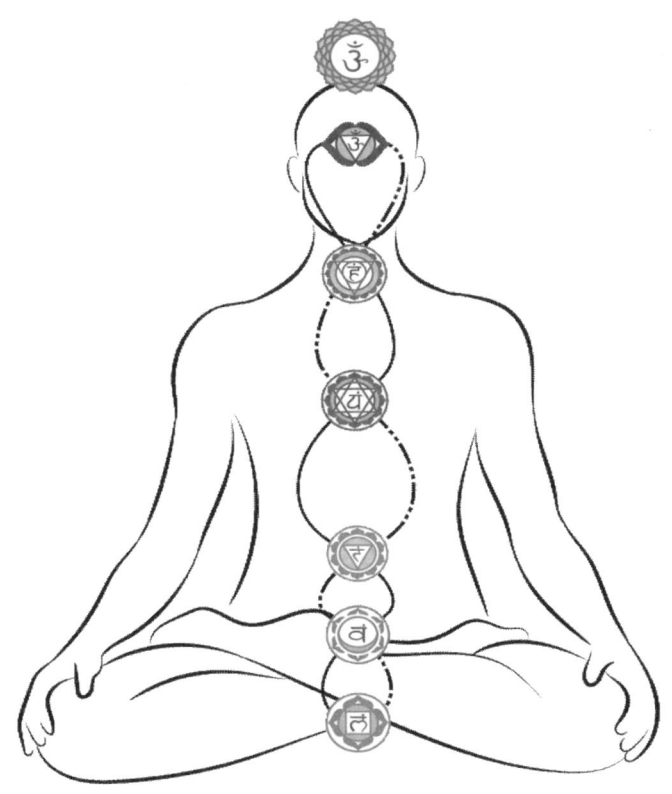

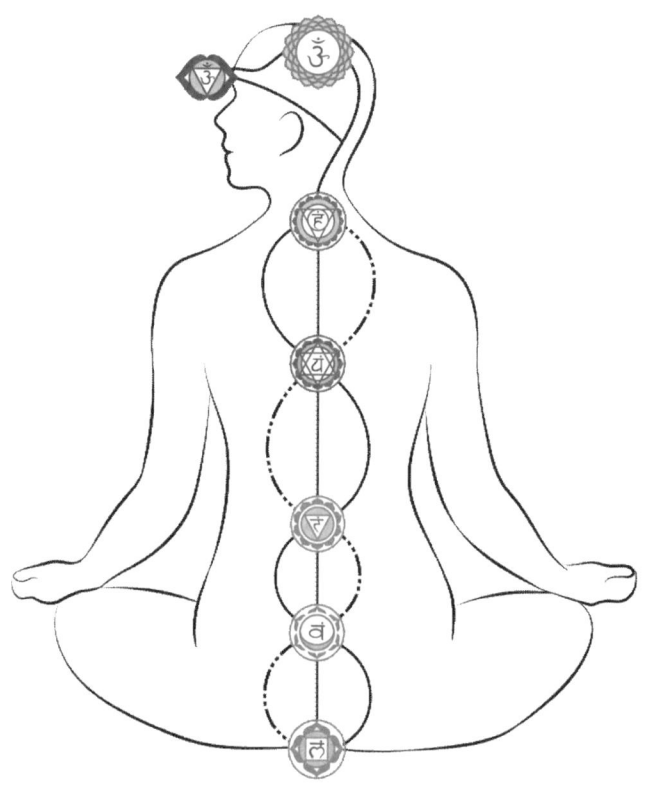

4. 크리야요가 사다나

요가 수행에는 점진적이고 유기적으로 작용하는 8가지가 있다. 마음과 감각기관의 조절과 관련 있는 야마Yama[12], 지향해야 할 엄격한 자신의 훈련과 관련 있는 니야마Niyama[13], 바른 자세인 아사나Asana, 생명력 쁘라나를 조절과 확장, 완전한 고요에 이르는 쁘라나야마Pranayama[14], 외부로 향하는 감각에서 내면으로 향하는 쁘라띠아하르Pratyahar, 마음을 특정한 대상에 고정시키는 다라나Dharana[15], 깊은 내면으로 들어가 진리와 명상 대상에 녹아드는 디아나Dhyana[16], 마침내 수행자가 영원한 진리에 녹아들고 그것과 하나 되는 사마디Samadhi이다.

이러한 단계들은 크리야요가와 라자요가가 공통적이지만, 거기에는 약간의 차이점들이 있다. 크리야요가에는 어떤 무드라Mudra[17]들과 특별한 방법이 포함된다. 라히리 마하사야의 가르침의 편지들[18]에서 제자에게 "모든 것은 첫 번째 크리야First Kriya에서 성취될 수 있다."고 말씀하셨다.

---

[12] 야마(Yama)_금계(禁戒)를 뜻하며, 요가 수행의 길에서 삼가면 좋을 것으로 다른 이와 자신을 보호하는 것이다.
[13] 니야마(Niyama)_권계(勸戒)를 뜻하며, 수행자가 실천해나가야 할 것들에 대한 것으로 청정, 만족, 자연스런 고행, 진리에 대한 학습 등이 있다.
[14] 쁘라나야마(Pranayama)_호흡(Pranayam)을 통해서 생명력(Prana)을 의미 있게 조절하는 것이다.
[15] 다라나(Dharana)_명상의 두 번째 단계로, 특정한 명상 대상에 주의를 모으는 것을 말한다.
[16] 디아나(Dhyana)_명상의 3번째 단계이며, 명상의 깊은 단계이다.
[17] 무드라(Mudra)_기본적인 뜻은 결인이다. 크리야에서는 쁘라나와 관련한 특별한 내적 응시의 방법이다. 옴 자빠와 적절한 꿈박과 반다의 결합이 함께한다.

[18] Patrabali:Garland of letters_라히리 마하사야가 제자들과 나눈 편지이다.

빠라바스타Paravastha, 사마디Samadhi와 신성한 지복감은 첫 번째 크리야에 존재한다고 라히리 마하사야께서 분명히 말하셨다.

첫 번째 크리야-First kriya

먼저 안정된 명상 좌법Asana을 확립하고,
(1) 마하무드라Maha Mudra
(2) 나비 크리야Navi Kriya
(3) 크리야 쁘라나얌Pranayam-생명력 쁘라나 조절을 통한 크리야
(4) 요니무드라Yoni Mudra
(5) 빠라바스타19)

라히리 바바께서는 배우는 사람의 상태에 따라 크리야 순서나 내용을 조금 다르게 지도 하셨다. 배우는 사람의 진보 정도가 다르기 때문이었다. 전체적으로 같지만 전해진 계보에 따라 순서나 구성이 미세하게 다르게 전해졌다. 그중에는 요기yogi들도 있었고 일반 사람들도 있었기 때문이다.

크리야 사다나의 초기에는 내면세계의 모든 것은 어둡다. 그때는 어떤 것도 평가하거나 판단할 수 없다. 스승 안에서 전적인 믿음을 갖고 그의 지도에 따라 오랫동안 어떤 기대를 갖지 않고 수행해야 한다.

---
19) 빠라바스타Paravastha_ 크리야를 행한 이후에 하는 명상으로, 순수한 자각으로 명상하는 것을 말한다.

기대를 내려놓고 크리야 자체를 수련에 녹아들 때, 성취의 열매는 자라난다.

수많은 사람 중에서 단지 아주 적은 수의 사람만이 크리야 수행을 하게 되고, 그들 중에 하나나 둘이 성공하게 된다. 그들은 진정으로 구하는 자이다. 진정으로 구하는 자는 그들이 성취하거나 그렇지 않거나 크리야 수련하는 것을 결코 포기하지 않는다.

그들은 인내할 줄 알고 구루를 믿으며 스승의 가르침에 따라 온전하게 수련하려고 노력한다. 초반의 수행에는 세 가지가 요구된다. 스승을 믿으며 규칙적Regularly으로 사다나를 하고 정확하고 올바르게Correctly 수련하는 것이다. 그럴 때, 어느 날 우리는 결과를 얻기 시작한다. 이것은 전적으로 약속된다.

(1) 아사나 Āsana

아사나는 "요가 수트라"에서 "앉아 있는 동안 안정감과 편안함을 주는 자세"로 정의된다. 안정되고 편안함이 아사나이다. "Sthira Sukham Asanam." 여기서 언급된 자세는 의심할 여지 없이 요가, 즉 사다나를 수행하기 위해 앉는 것과 관련이 있다. 요기들은 특정 신체 질환이나 장애를 치료하는 것과 같은 다른 목적으로도 다양한 자세, 즉 아사나를 고안했다. 이 후자의 자세들은 일반적으로 '요가 아사나'라고 설명되지만, 원래의 요가와는 관련이 적다. 따라서 국내외에서 소위 요가 아사나를 가르치는 다양한 센터들이 요가라는 영적 문화 영역에서 역사의 귀중하고 유구한 유산의 원리와 수행과 혼동 되어서는 안된다. 크리야요가를 위한 가장 좋은 아사나는 싯다사나 Siddhasana이다 쁘라나야마의 수련이나 명상을 할 때에 초반에 다리의 통증과 불편함을 느끼게 된다. 이것은 매우 자연스러운 현상이다. 그렇기에 팔지 요가의 세 번째가 아사나인 것이다. 꾸준히 아사나, 즉 명상 좌법을 실천해 가면서 다리의 불편함등은 줄어들고 안정된 명상의 좌법이 자리 잡는다. 그렇게 됨으로써 명상kriya에 몰입해 갈 수 있다.

자신에게 편안한 명상자세를 선택하고 엉덩이 바닥에 있는 뼈 부분을 방석에 대고 앉는다. 그러면, 허리를 자연스럽게 펴는데 수월해진다.

동쪽을 향해 앉는다. 동쪽 다음으로 선호되는 방향은 북쪽이다. 라히리 마하사야의 유명한 사진에서 볼 수 있듯이, 양손을 깍지 낀 채로 다리위에 편안히 두고 앉는다. 이렇게하면 좌우 에너지의 균형을 유지해 주고 명상적인 집중에 도움을 준다.

-싯다사나Siddhasana
'쁘라나를 다루는 요가 체계에서 수승함에 이르는 자세로 알려져 있다. 왼발의 발바닥을 오른쪽 허벅지에 대고, 왼쪽 뒤꿈치를 회음부에 닿게 합니다. 오른발은 그 왼발위에 올려서 두며 오른발 뒤꿈치는 치골에 닿게 위치한다. 이 자세에 케차리 무드라를 결합하면, 크리야 쁘라나야마 수행에 도움이 된다.

-빠드마사나Padmasana

'연꽃 자세'로 알려진 이 자세는 어려운 자세asana이다.. 대부분의 경우, 몇 분 이상 유지하기가 어렵습니다. 오른쪽 발을 왼쪽 허벅지 위에, 왼쪽 발을 오른쪽 허벅지 위에 얹고, 발가락은 위를 향합니다. 이 자세는 안정이 되면 몸의 자세가 흐트러지지 않고 안정되는데 도움을 준다.

(2) 마하무드라Mahamudra.

산스크리트어로 마하Maha는 "위대함, 무드라Mudra는 "봉인", "여러 원리가 통합된 체위"를 뜻한다. 즉 마하무드라란, 생명 에너지prana를 척추 안으로 봉인하고, 그 에너지가 두뇌와 척추 속에서 완전한 순환을 이루게 하는 무드라를 말한다.

"생명 에너지prana와 신성한 의식을 통합하여, 몸의 양극을 하나로 만드는 행위"의 무드라이다.

- 수행 자세와 원리

바닥에 접은 다리의 뒤꿈치는 회음에 대고 앉고 다른 쪽 다리는 쭉펴고 앉는다. 왼쪽 뒤꿈치에 앉고 오른쪽 다리는 뻗는 것으로 시작한다.

두손으로 엄지 발가락을 잡고, 척추를 자연스레 세우고, 목을 약간 당겨 Jalandhara bandha 들숨과 의식으로 하단의 쁘라나prana를 척추 중심으로 끌어올려 꾸따스타Kutastha-양미간 중심에 의식을 두고 잠시 호흡을 보유한다.

잠시 후에 날숨과 의식으로 척추를 따라 꼬리뼈로 내쉰다. 다음 오른 쪽 뒤꿈치를 회음에 대고 앉고 왼발을 뻗어 같은 방법으로 행한다. 양쪽 다리를 교대로 하여, 좌우의 이다와 삥갈라ida-pingala 나디가 정화되고 균형을 잡습니다.

다음 두 다리를 뻗고 두손으로 양쪽 발가락을 잡고 척추의 하단에서 호흡과 의식으로 척추에 몰입하며 꾸타스타에 이르고 내적으로 집중한 뒤에 척추를 통해 내쉬는 것으로 마무리한다. 마하무드라는 오른발, 왼발, 양발을 한 세트로 하여 3세트 하는 것을 기본으로 한다.

내적으로 집중하는 조금 더 섬세한 행법은 스승에게 직접 지도 받을 필요가 있다.

- 마하무드라의 내적 작용

라히리 마하사야는 말하셨다. "마하무드라는 생명에 걸친 까르마을 태워 없애는 행위이다. 이것은 몸의 땅의 요소, 물의 요소, 불의 요소, 바람의 요소, 공간의 원소를 조화시키며, 모든 요가 수행의 뿌리가 된다."

내부적으로는 아빠나Apana-하향 에너지가 상승하고, 쁘라나Prana상향 에너지가 하강하여, 척추 중심에서 쁘라나의 회합이 일어난다. 이 융합이 바로 생명력과 의식이 하나로 통합되는 Mudra 순간이다. 마하무드라는 단순한 신체 자세가 아니라 "내면적 에너지와 의식의 일치"를 표현한다.

마하무드라에 익숙해지면 세 가지 반다Bandha를 동시에 적용하게 된다. 몸을 앞으로 숙인 자세에서 이들을 함께 적용하면, 척추의 통로Sushumna의 양 끝에 대한 인식이 생기고 더욱 깊어지게 된다.

빠라마한사 요가난다는 이렇게 설명한다. "마하무드라는 신체의 전류를 정화하고, 두뇌를 신성한 진동으로 충전시키며, 인간 안의 음negativity과 양positivity을 균형시키는 효과적인 요가이다." 그 결과, 척추의 각 차크라의 정화에 이르고, 옴Om소리를 일깨우며 마음은 점차 꾸따스타Kutastha- 끄리슈나 의식Krishna consciousness에 고요히 머물게 된다.

(3) 나비 크리야 Navi Kriya

　나비 크리야는 라히리 마하사야께서 전한 크리야에는 위의 첫 번째 크리야에 나비 크리야가 포함되 있다. 나비 크리야는, 예비 크리야적 역할을 한다. 마니뿌라 짜끄라가 중간에서 중요한 연결고리 역할을 하기 때문에 그 짜끄라를 더욱 개발하고 짜끄라 전체를 정화하고 활성화하는 크리야 기법의 하나이다. 그래서 크리야의 발전에 도움이 된다. 계보에 따라 나비 크리야를 가르치기도 하고 생략하기도 한다.

　나비 크리야는 배꼽과 마니뿌라 짜끄라 영역의 사마나 바유를 조화롭고 균형에 이르게 한다. 이것은 크리야 쁘라나얌의 발전에 도움을 주며, 상위 크리야를 할 때, 호흡의 안정됨과 고요함에 영향을 미친다.

　- 자연스럽게 호흡은 흐르도록 두고 턱을 조금 바짝 숙인다. 그리고 배꼽에 주의를 둔다. 그때, 머리의 뇌와 척추 센터들이 배꼽과 연결되어 있음을 편안하게 느끼면서 오로지 배꼽에 집중한다. 마음 속으로 옴Om을 100번정도 반복한다. 이 때, 손바닥이 바닥을 보고 있는 상태로 손을 까지를 끼고 엄지를 붙인다. 그 엄지로 배꼽을 깊숙이 리듬 있게 찌르면서 옴om을 반복하면 더욱 좋다.

옴을 다한 다음에 미간과 배꼽을 동시에 혹은 번갈아 가며 그 곳에 옴을 잠시 암송하며 음미한다.

- 그 다음은 턱을 들어 고개를 뒤로 젖히고 세 번째 마니뿌라 짜끄라manipura에 집중하고, 옴0m을 25번정도 암송하며 반복한다. 이 때는 손을 뒤로 가져가서 손바닥이 하늘을 보게 깍지끼고 엄지를 붙여, 그 엄지로 마니뿌라 짜끄라를 자극하면서 옴om을 반복할 수 있다. 그 뒤, 머리 뒤쪽의 빈두Bindu visarga와 마니뿌라를 음미하면서 옴을 잠시 반복하며 마무리 한다.

이것이 1세트의 나비 크리야이며 4세트의 나비크리야를 권장한다.

나비 크리야는 세 번째 센터 영역의 사마나 바유를 안정시키고 무의식 층에 저장된 감정과 기억들을 정화하는 힘을 가지고 있다. 나비 크리야의 조금 더 세밀한 것은 스승의 지도를 통해서 알게 된다.

(4 크리야 쁘라나얌Pranayam

– 라히리 마하사야의 가르침을 통해서 보편적으로 전해 내려온 크리야 쁘라나얌을 설명하면 다음과 같다. 그것은 미간 꾸따스타와Kutastha 함께 척추에 있는 연수와medula 다섯 짜끄라들을 통해서 크리야 쁘라나얌을 하는 것이다. 연수가 6번째 짜끄라의 역할을 한다. 연수와 미간 꾸따스타는 늘 연결되어 있다는 것도 알아두면 쁘라나얌의 효과에 도움이 된다.

척추와 연수를 호흡의 쁘라나얌을 통해서 하게 되면 우리의 척추는 자기화되고magnetized 우리의 오감과 생각은 조용해지게 된다. 진행됨에 따라 심장은 안정되고 조용해지게 된다. 이것이 크리야의 특별한 점이다. 들숨으로 척추 센터들을 통해서 연수medula에 이른다.

날 숨은 그 역으로 연수에서 척추 센터들을 통해 꼬리뼈 짜끄라에 이르는 것이다. 연수에 도달할 때 마다 미간 안쪽 꾸따스타를 같이 자각한다. 그리고 들숨과 날숨시 의식은 간접적으로 꾸따스타를 늘 자각하는 것은 도움이 된다.

들숨과 날숨에 옴om 자빠를japa 통하여 진행한다, 옴자빠가 없을 때에는 크리야가 따마식이tamasic 될 수 있기 때문에 옴자빠를 해야 한다고, 라히리 마하사야께서 당신의 가르침 속에서 말씀하신 적이 있다. 자연스럽고 어느 정도의 긴호흡으로 쁘라나얌을 하며 척추센터와 연수에 녹아드는 것이 핵심이다.

일념의 알아차림으로awareness으로 들숨prana과 날숨apana을 통해 그 흐름 속에 젖어 들고 척추와 연수, 꾸따스타에 녹아드는 방식으로 진행할 때 우리의 다섯 감각기관들과 생각은 조용해지게 되고 심장과 폐도 조용해지게 된다. 이것의 의미는 참으로 크다. 여기서 진정한 의미의 다라나와 디아나, 사마디로 이어지게 되는 기반이 형성된다.

라히리 마하사야께서는 이를 "우땀 쁘라나야마Uttam Pranayama, 최고의 쁘라나야마라 하셨다.

각 짜끄라를 바라보지만 마음은 늘 꾸따스타에 은연중에 두는 것도 핵심 요소이다. 크리야 쁘라나얌의 수련이 누적 되어가고 바르게 한다면 여섯감각 기관과 심장은 고요해지고 발전되는 크리야의 명상이 발전되어 갈 것이다.

쁘라나얌이 진행되면서 깊어지면 의식이 정수리에 모아지기도 한다. 그 때는 은연중에 의식을 정수리"fontanell에 두면서 물라다라에서 연수로 이어지는 쁘라나얌을 이어가면 된다.

설명한 크리야 쁘라나얌은 수행해 가면서 제대로 된 쁘라나얌을 터득하게 된다. 같은 방법도 어떻게 자각하고 바라보면서 어떻게 쁘라나얌으로 척추 센터들과 연수, 꾸따스타를 보면서 해 나가는지, 그것은 스승의 지도를 통해서 깊어진다.

크리야 또는 쁘라나얌의 수행은 지고의식ParaBrahman에게 드리는 야갸 Yajna, 성스러운 봉헌이다. 깊은 의미의 예베는 크리야 쁘라나얌으로 자신의 의식과 쁘라나얌에서 발생하는 쁘라나를 드리는 것이다.

그 수행으로 인해 생겨나는 고요함과 평정을 누리는 것은 "기따Gita"에 명시된대로 '남은 것', 즉 야갸시슈타Yajnasishta를 분배받는 것이다.

-쁘라나바난다의 가르침의 쁘라나얌-

다음의 크리야 쁘라나얌은 두 개의 몸을 가진 성자이고 라히리 마하사야의 빛나는 제자인 스와미 쁘라나바난다의 가르침으로부터 전해진 것이다. 이 쁘라나얌은 여섯 짜끄라의 중심이고 다섯 짜끄라와 연결되어 있는 꾸따스타가 핵심이기 때문에, 꾸따스타에 중점을 두고 행한다.

이 쁘라나얌은 호흡에 힘을 주거나 소리는 활용하는 우자이 호흡을 활용하지 않고 자연스럽고 안정된 형태의 호흡으로 쁘라나얌을 하는 것을 염두에 두어야 한다. 이 행법의 쁘라나얌을 바른 방법으로 지속적으로 해가면 호흡의 정묘함에 이르게 되고 핵심인 꾸따스타의 인식이 깊어지게 되는 장점이 있다.

크리야 쁘라나얌Pranayam의 방법은 눈을 감고 주의를 아갸 짜그라의 중심인 꾸따스타에 두고 숨을 들이쉬고 내쉬면서 각각 옴Om을 6번씩 마음으로 암송한다.

호흡은 자연스러운 정상 호흡이어야 하고 주의는 온전히 아갸 짜끄라의 중심에 머물러야 한다. 이 쁘라나얌은 점차적으로 짜끄라들을 활성화시킬 것이다. 주의가 호흡이나 쁘라나얌에 주어져서는 안 된다. 정확하게 108번의 쁘라나얌을 한다.

자연스러운 호흡의 소리를 자각하면서 마음 속으로 미간 안쪽 꾸따스타에 옴을 암송한다. 쁘라나얌이 진행되어 가면서 호흡의 소리와 에너지는 더욱 안정되는 방식으로 쁘라나얌을 한다. 숨소리와 느낌이 고요해져 가는 것이다. 그러한 가운데 미간 안쪽을 옴Om으로 잘 암송해 간다.

위의 크리야 쁘라나얌은 아갸 짜끄라의 중심, 미간에 의식을 두고 들숨과 날숨에 마음으로 옴을 6번씩 하는 것이다. 아갸 짜끄라, 미간의 꾸따스타가 있는 곳은 모든 짜끄라의 중심이고 다른 다섯 짜끄라와 연결되어 있는 곳이기 때문이다. 크리야와 요가 명상의 핵심인 곳이 미간 꾸따스타이기 때문이고 그곳을 통해 내밀한 실재를 경험하게 된다.

(5) 요니무드라Yoni Mudra

요니무드라Yoni Mudra 크리야 명상좌법을 풀기 전에 크리야 수행자는 요니무드라를 행해야 한다. 이는 또 다른 딴뜨라 수행의 특징이다. 요니Yoni는 길, 즉 태어나는 통로를 의미한다. 이 자세, 즉 이 무드라를 수행하면 눈썹 사이에서 '제3의 눈'이라고 불리는 눈부신 원형의 빛을 내면에서 증장시키고 경험할 수 있게 된다.

우리 몸의 아홉 개의 모든 문을 닫아라. 그리고 쁘라나를 아갸 짜끄라로 가져오고 옴Om을 챈팅하라. 12옴Om으로 시작하고 점진적으로 횟수를 증가시켜서 최대치로 200회에 이르도록 하고, 꾸따스타를 바라보는 모든 시간 동안 호흡을 멈추고 유지한다. 우리는 꾸따스타에서 눈처럼 보이는 물체를 보고 이 물체의 바깥쪽에는 빛이 나고 안쪽은 어두운 링 타입의 빛이 보이며 중심에는 집중해야 하는 밝은 빛의 어둠이 있다.

어느 날 동굴 같은 입구가 열릴 것이고 우리는 신의 존재를 느낄 수 있는 밝은 빛의 터널을 볼 것이다. 이것은 브라흐마리 구하Brahmari Guha라고 불린다.

크리야 쁘라나야후에 요니무드라가 이어진다. 요니는yoni 세상에 이르는 입구이며 길을 의미한다. 이 요니무드라를 수련하는 것을 통하여 눈섶 사이의 브루마드야에서Bhrumadhya 밝은 원형의 빛을 볼 수 있게 되는데, 이것은 존재가 신적인 성품의 영역에 태어나 들어가는 것을 말한다.

즉 요니무드라는 그 신성의 빛에 들어가게 되는 길인 것이다.

크리야의 수련의 시간이 쌓여감에 따라, 요니무드라를 하는과정속에서, 미묘한 경험들을 하게 된다. 꾸따스타 짜이딴야의 자리인 깊은 근원의 신성의 공간에서 우리는 미묘한 빛을 보게 된다. 그러한 과정속에서 신성의 지식을 보게 되기에 리히리 마하사야께서는 요니무드라를 지혜의 요가로Jnana Yoga 정의하였다.

크리야의 성숙햐 단계에 이르면, 단지 주의 깊게 눈을 감고 바라보는 것을 통해서 요니무드라가 일어나기도 하며 미세하고 정묘한 켬험이 일어난다,

쁘라나얌 후에 그 흐름을 멈추고 쁘라나바 옴Om으로 꾸따스타속으로 녹아드는 요니 무드라, 그 요니를 통해 지혜의 빛이Devine Light 커가고 실재에 대한 경험이 일어난다.

요니 이곳은 내적인 의식의 영역으로 다시 태어나는 통로이므로 이러한 이름이 붙었다. 미묘한 경험들은 이 '제3의 눈' 안에서 마주하게 되는데, 이곳이 꾸따스타 짜이딴야Kutastha Chaitanya, 즉 모든 것을 포괄하는 불멸의 의식의 자리이기 때문이다. 창조된 모든 것은 꾸따스타 안에서 드러날 수 있다.

스리 스리 라히리 마하사야는 요니무드라를 갸나 요가Jnana Yoga, 지혜의 요가라고 칭하곤 했다. 그러나 더 높은 단계에 도달하면 요니 무드라는 단순히 눈을 감는 것만으로도 미묘하고 정묘한 경험들을 자동적으로 발현시킨다. 딴뜨라 경전에는 요니무드라 수행의 이점에 대한 찬사로 가득 차 있다

요니무드라Yonimudra를 한다. 하루 한 번만 하는 것이 보편적인 규칙이다. 얼굴에 있는 감각기관들을 손가락으로 막고 들숨으로 아갸짜끄라에 도달하고 꿈박을 통해 옴을 암송하면서 내면의 눈에 녹아들고 내쉬는 것이다.

- 이것은 하타요가의 샨무키 무드라에서 더욱 깊어진 내밀한 형태로 요기들이 행하던 무드라이다. 행법은 다음과 같다.

1) 부드러운 우자이 호흡을 사용하여 척추의 하단에서 미간에 이르도록 깊게 들이마신 후, 엄지손가락으로 귀를 막는다. 검지 손가락으로 눈꺼풀을 닫는다. 검지 손가락으로 눈꺼풀을 아래로 당기고, 검지손가락이 눈을 압박해서는 안 된다.

눈의 눈두덩 끝 부분에 가볍게 압력을 가한다. 중지 손가락으로 콧구멍을 막고, 약지와 새끼손가락으로 입술 옆에 놓는다. 팔꿈치는 지면과 평행하게 한다.

2) 숨을 보유한 체로, 꾸따스타의 내면을 바라보며 마음속으로 옴om을 이어가고 숨을 보유할수 있는 만큼 반복하며 진행한다.

3) 숨이 한계에 다달아 숨을 내쉬고 싶은 느낌이 들면, 척추를 따라 방향으로 내쉰다.

(6) 빠라바스타Paravastha - 요니무드라를 후에 눈을 감고 고요하게 앉아서 손은 서로 깍지를 끼고 옴의 암송 없이 눈썹 사이의 중앙을 바라본다. 초반에는 이러한 방식으로 15~20분 앉아 있는다. 아갸 짜끄라의 중심만을 바라봐야 한다. 마음은 다른 곳으로 분산되기를 반복할 수 있다. 수행자는 반복적으로 거듭거듭 마음을 아갸 짜끄라의 중심으로 가져와야 한다.

이러한 방식으로 마음이 점차적으로 아갸 짜끄라의 중심에 안착되는 것을 보게 될 것이다. 당신의 유일한 임무는 아갸 짜끄라에서 무엇이 일어나는지를 지켜보는 것이다. 사다나를 거듭 행하게 되면서 결국에는 몸에 대한 자각은 사라지게 되고 행복의 느낌이 올 것이다. 아갸 짜끄라를 통과한 후에 아래의 명상의 깊어진 단계가 이어지게 된다.

- 명상의 두 번째 단계는 수행자가 아갸 짜끄라를 통과하고 사하스라라 Sahasrara 짜끄라의 아랫부분에 도달할 때 온다. 그때 특정한 대상에 깊게 집중할 수 있으며, 보다 높은 의식을 얻게 된다.

그 후에 크리야의 명상의 세 번째 단계 는 사하스라라 짜끄라의 중심에서 일어난다. 이것은 아주 깊은 명상이며 수행자는 지극히 깊은 지혜를 얻는다.

점차로 더 진보를 이루면서 크리야의 사마디Samadhi 에 진입한다. 여기서 수행자는 자신의 정체성을 잊어버리고 완전한 행복·지복에 잠긴다. 이 단계에서 마음과 지성을 잊어버리고 개인적 영혼은 우주의 영혼으로 녹아들어 하나가 된다.

5. 크리야 요가의 정묘한 여정 Sushumna nadi,

호흡은 생명의 물결이고, 그 정묘한 형태가 바로 쁘라나Prāṇa이다. 쁘라나는 단순한 공기의 흐름이 아니라, 의식의 에너지이며, 모든 생명체를 살아 움직이게 하는 근원적 진동이다.

> "호흡은 마음의 다리이고, 마음은 영혼의 다리이다. 호흡이 고요할 때, 마음도 고요해지고, 마음이 고요해질 때, 영혼은 스스로의 빛을 드러낸다."
>
> — 라히리 마하사야, Kriya Tattva Sutra —

1) 호흡의 정묘한 상태

생명력 쁘라나Prāṇa 호흡이 거칠 때, 쁘라나는 물질의 진동에 묶여 있다. 이것은 라조 구나의 상태로, 생명 에너지가 감각과 행동에 쏠려 있다. 하지만 크리야 쁘라나얌Kriya Pranayama를 통해 호흡이 점차 길어지고 고요해지면, 쁘라나는 물질적 에너지에서 해방되어 척추 중앙, 수슘나Sushumna로 들어가기 시작한다.

> "호흡이 정지할 때, 시간과 공간의 작용도 멈춘다. 그 순간, 인간은 영혼의 원래 상태를 엿본다."
>
> — 요가난다, God Talks With Arjuna, II. 26 —

이것이 바로 크리야 요가의 첫 번째 목표인 호흡의 미세화이다. 숨이 가늘고 투명해질수록, 그대의 내면은 더 깊은 고요 속으로 들어간다. 이 단계에서 수행자는 이미 물질적 에너지의 지배에서 벗어나, "살아 있으되 숨이 없는 상태Breathless State"의 문턱에 서게 된다.

2) 쁘라나의 정묘한 상태 – 마음Manas

쁘라나가 미세해지면, 그 흐름은 점점 생각과 감정의 움직임과 하나가 된다. 즉, 쁘라나의 진동이 마음의 진동으로 바뀌는 것이다.

"쁘라나가 거칠면 마음이 요동하고, 쁘라나가 잠들면 마음이 잠든다. 쁘라나가 수슘나로 들어가면 마음은 신의 중심으로 들어간다."

– 라히리 마하사야, Gita Commentary, Ch.6 –

이때의 요가 행자는 마음의 원천적 에너지, 즉, 쁘라나-만사Prana-Manasa를 경험한다. 생각은 호흡과 완전히 연결되어 있으며, 호흡이 완전히 고요해질 때, 마음 또한 완전히 투명해진다.

3. 마음의 정묘한 상태 – 지성Buddhi

마음이 고요해지면, 분별과 인식의 빛, 즉 지성Buddhi이 깨어난다. 이것은 단순히 사고하는 기능이 아니라, "옳고 그름을 분별하지 않아도 진리를 직접적으로 아는 지혜의 빛"이다.

"지성이 깨어날 때, 인간은 더 이상 감각의 도움 없이 '보게 된다'. 그가 보는 것은 생각의 그림자가 아니라, 진리 그 자체이다."

– 요가난다, The Second Coming of Christ, II.22 –

이때 수행자는 '나'라는 생각과 '지켜보는 나' 사이의 거리를 느끼기 시작한다. 이 분리는 '에고Ego'가 아니라 '자각Chit'의 탄생이다.

4) 지성의 정묘한 상태 – 참본성Ātman

지성이 완전히 정묘해지면, 개체적 존재의 의식이 되고, 그 다음 존재의 본질, 즉 아뜨만Ātman에 도달한다. 이것은 더 이상 생각하거나 감정으로 느끼는 단계가 아니다. 빛처럼 존재하는 순수한 자각, " 존재한다 "는 의식만 남는다. 라히리 마하사야는 이 단계를 "꾸따스타 다르샨Kutastha Darshan"이라 하였다.

"꾸따스타는 모든 생각의 근원이며, 마음의 모든 움직임이 그 안에서 사라질 때 영혼의 중심이 드러난다."

– 라히리 마하사야, Kriya Rahasya –

요가 행자가 꾸따스타의 빛을 볼 때, 그는 "호흡 없는 의식 상태Breathless State"에서 시간과 공간을 초월한 자기 존재의 빛을 경험한다.

5) 지고의식Paramātman

존재의 의식이 아뜨만Ātman을 경험하고 깨닫게 된다, 그것은 본래 안에 있으나 육체와 생각, 감정을 자신과 하는 것에 의해 가리워져 있다. 이러한 정묘한 의식을 거치며, 깊은 사마디 속에서 지고의식Paramātman을 깨닫게 된다. 개체의식이 보다 정묘한 상태로 되면 아뜨만이며 지고의식으로 이어진다.

이는 수행의 최종 단계, 사마디Samādhi이며, 크리야 요가의 궁극적 목표이다.

"사마디는 개인의식이 우주의식 속으로 용해되는 순간이다. 파도가 바다로 돌아가듯, 존재의 깊은 의식은 자신이 늘 그곳에 있었음을 깨닫는다."
- 요가난다, Autobiography of a Yogi, Ch.14 -

이 순간, 호흡은 완전히 사라지고, 쁘라나는 더 이상 상·하로 흐르지 않는다. 그것은 정중앙의 고요, "수슘나sushumna'의 중심에서, "움직이지 않는 움직임", "숨 쉬지 않는 생명"으로 존재한다.

- 인간은 처음에는 거친 단계에서 출발한다. 호흡은 거칠고, 마음은 불안정하며, 마음은 외부로 향한다. 그러나 크리야를 통해, 그는 점차 호흡을 고요히 하고, 마음을 정화하며, 지성을 밝히며, 내면의 중심으로 향한다.

"호흡을 정화하면 쁘라나가 정화된다. 쁘라나가 정화되면 마음이 정화된다. 마음이 정화되면 지성이 깨어난다. 지성이 깨어나면 영혼이 신과 하나임을 안다."
- 라히리 마하사야, Kriya Tattva Sutra -

따라서 크리야 수행은 '단계적 진화'가 아니라 '단일한 상승 흐름'이다. 호흡에서 시작해 프라나, 마음, 지성, 내면 의식으로 이어지는 흐름은 결국 하나의 동일한 에너지, 신성한 쁘라나 샥띠Prana Shakti의 다양한 진동 수준일 뿐이다.

"호흡이 완전히 사라질 때, 그대는 신의 숨결 속에서 숨을 쉬고 있음을 알게 된다."
- 요가난다, God Talks With Arjuna, II.30 -

수슘나Sushumna의 길과 이다Ida와 삥갈라Pingala

　아래의 목에서 머리 안쪽의 주요 센터들에 대한 설명과 도해 그리고, 수슘나 나디에 대한 내밀한 가르침은 빠라마한사 쁘라나바난다께서 표현하신 것이다. 물라다라 짜끄라에서 아갸 짜끄라 그리고 아갸 짜끄라에서 사하스라라 짜끄라Sahasrara Cakra의 수슘나의 길과 이다와 삥갈라에 대해서 명확하게 설명할 것이다.

　아래의 목에서 머리 안쪽 수슘나 나디의 도해는 빠라마한사 쁘라나바난다께서 표현하신 것이다. 그리고 이다와 삥갈라의 전체 길Route에 대해서도 설명할 것이다. 머리안쪽의 수슘나의 흐르는 경로와 그 세밀한 지식은 크리야 요가의 특별한 점이고 쁘라나바난다지의 이 세계에 대한 공헌이다. 머리 안 쪽의 주요센터들은 상위 크리야의 정점에서 수행되어진다. 첫 번째 크리야를 통해서 기 기반을 닦고, 아갸 짜끄라를 통과하면서 이 특별한 크리야는 이어진다.

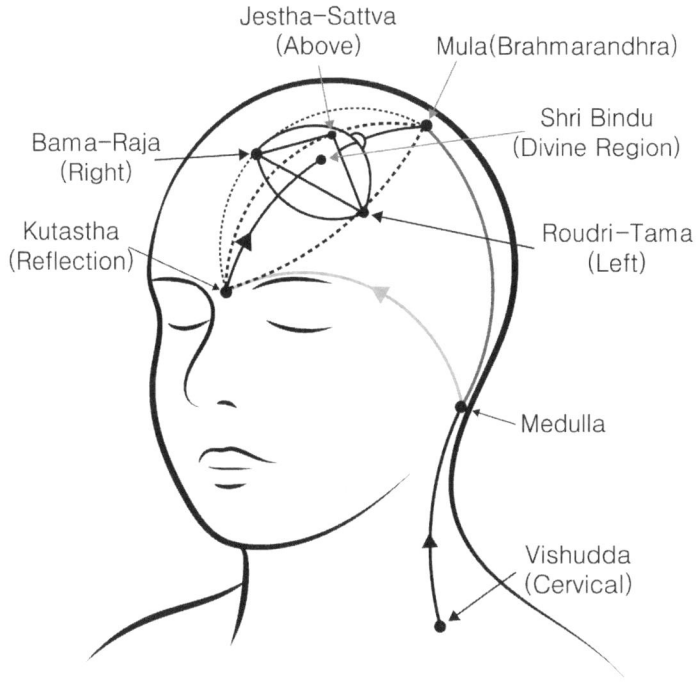

- 빠라마한사 쁘라나바난다의 수슘나와 사하스라라 도해[20] -

실제 수슘나는 사하스라라 짜끄라 뒤쪽의 물라 짜끄라Mula Cakra부터 시작해 사하스라라 짜끄라Sahasrara Cakra의 중앙인 슈리 빈두Shri Bindu로 내려온다. 이러한 이어짐은 궁극적 지식의 영역Parama Khetra이라 불린다. 더 내려와서 슈리 빈두에서 아갸 짜끄라의 중심으로 불리는 꾸따스타로 이어진다. 이 이어지는 곳은 헌신Devotion의 영역 또는 비드야 께뜨라Vidya Khetra라고 한다.

---

20) 이 수슘나의 도해와 가르침은 빠라마한사 쁘라나바난다의 가르침을 그의 제자인 갸넨드라나트 무코파디아이Jnanendranath Mukhopadhyay께서 정리하고 기록해서 가르침으로 전해진 것이다.

그리고 꾸따스타에서 비슛다, 아나하따, 마니뿌르, 스와디스타나의 중심을 통해서 물라다라 짜끄라로 내려간다. 이러한 연결은 행위Karma의 영역 혹은 아비드야 케뜨라Avidya Khetra이다.

물라 짜끄라Mula Cakra는 형상 없는 전능자에 의해 유지되는 수십억 우주의 영역이다. 크리야요가 수행자는 다양한 크리야의 도움으로 물라다라 짜끄라에서 물라 짜끄라에 이르는 궁극적 해방을 위한 여정을 시작하며 마침내 용해되면 전능자와 하나가 된다. 이것이 해방 즉 구원이다. 실제로 수슘나는 물라 짜끄라에서 시작하며 사하스라라 짜끄라Sahasrara Cakra의 중심인 슈리 빈두Shri Bindu에 이른다.

그곳에서 더 내려가서 꾸따스타에 이르고, 그곳에서 순수한 수슘나는 세 구나 사띠야Satya, 라조Rajo, 따모Tamo와 섞이게 되며, 꾸따스타에서 물라다라 짜끄라에 이르는 행위의 영역Avidya Kshetra으로 내려간다. 그 때 마음은 수슘나에서 나오게 되고 물질적 세상의 구속 등에 참여하게 된다. 그래서 우리는 자신이 우주적 영혼의 부분이라는 사실을 잊어버린다.

지금 우리는 궁극의 해방을 얻기 위하여 같은 길인 물라 짜끄라에 이르는 수슘나를 통해서 여행을 해야 하는 것이다. 연수Medula에서 수슘나Sushumna는 두 길을 통해서 여행한다.

수슘나Ⅰ은 아갸 짜끄라에서 이다와 삥갈라가 결합한다. 그리고 이마 안쪽의 다른 극도로 좁은 통로를 통해서 위로 오른다.

그때 사하스라라Sahasrara21)의 중심인 슈리 빈두Shri Bindu를 관통하는 극도로 좁은 통로를 통해서 수슘나Ⅰ이 수슘나Ⅱ를 만나는 곳인 브라흐마란드라Brahmarandhra22)까지 위로 오른다.

연수Medula에서 수슘나Ⅱ는 브라흐마란드라Brahmarandhra에 수슘나Ⅰ이 도달할 때까지 두개골의 뒷부분을 통과한다. 수슘나Ⅱ는 닫힌 끝이 있고, 수슘나Ⅰ은 열린 끝이 있다. 죽음의 시간에 요기는 수슘나Ⅰ을 통하여 쁘라나에 힘을Thokar 가한다. 전능자로 녹아들기 위해 수슘나Ⅱ의 다른 끝을 열고 우주의 지고의식과 하나가 된다. 그 이후에 더 이상의 태어남과 죽음은 없으며 궁극의 구원은 성취된다.

연수Medula에 도달한 수슘나의 길은 다음과 같다.
물라다라 짜끄라의 중심에서 물라다라 짜끄라부터 비슏다 짜끄라까지, 짜끄라를 하나하나 통과하면서 연수Medula에 도달해야 한다.

이다Ida와 삥갈라Pingala는 수슘나의 낮은 끝에서 출발한다. 왼쪽은 이다, 오른쪽은 삥갈라이다. 그때 이다와 삥갈라는 십자 형태로 주기적으로 수슘나와 결합하며 아갸Ajna 짜끄라의 아랫부분에 도달할 때까지 위로 오른다. 이 길이 행위Karma의 영역이라고 불리는 이유이다.

---
21) 사하스라라(Sahasrara)_뇌(Brain)의 꼭대기에 천개의 연꽃잎을 상징하며 정수리 짜끄라이다.
22) 브라흐마란드라(Brahmarandhra)_브라흐마의 구멍 틈이라는 뜻이다. 정수리 쪽에 있는 수슘나 나디의 양쪽 끝이 만나는 슈리 빈두(Shri Bindu) 뒤에 있으며, 열반의 짜끄라라고 부른다. 사하스라라 짜끄라도 브라흐마란드라Brahmarandhra이다.

이곳은 쁘라나얌이 요구되는 곳이고, 이 지점의 윗부분은 이다Ida와 삥갈라Pingala가 더 이상 존재하지 않으며, 아갸 짜끄라 아랫부분의 위에서는 쁘라나얌을 할 수 없다고 말한 이유이다.

바즈라Bajra, 치뜨라Chitra, 브라흐마나디Brahmanadi 모두는 수슘나 안쪽에 있다. 바즈라Bajra는 천골신경총, 스와디스타나 짜끄라에서 시작한다. 이것은 수슘나를 구멍이 있는 파이프로 생각하면 이해하기 쉽다.

수슘나 안에 스와디스타나 짜끄라에서 위로 올라가는 또 다른 속이 빈 파이프가 있다고 이해할 수 있다. 그리고 나서, 또 하나의 속이 빈 파이프 같은 통로Nadi가 마니뿌르 짜그라부터 위로 올라가는 치뜨라Chitra 나디가 있다.

수슘나를 흐르는 공동의 관Nadi 바즈라Bajra, 치뜨라Chitra는 브라흐마나디Brahmanadi라고 불리고, 그 구멍의 직경은 매우 작다. 요기들은 그것을 머리카락 직경의 1/1,000의 크기만큼 작은 것으로 묘사했다.

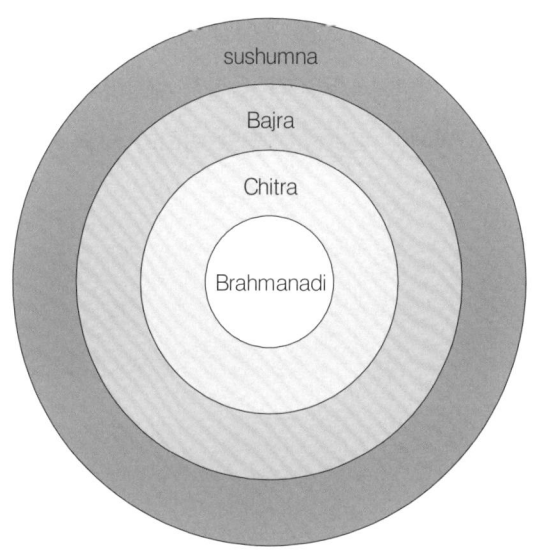

    그 나디를 통해서 사하스라라Sahasrara 짜끄라로 올라가야 한다. 모든 짜끄라들을 통과한 후에, 마음은 어떤 짜끄라도 건드리지 않고 수슘나 안쪽의 브라흐마나디Brahmanadi를 통해서 이동한다.

    마음이 스와디스타나Swadhisthana에서 출발하는 바즈라Bajra 안으로 들어가게 되면 꾼달리니Kundalini는 깨어난다. 꾼달리니는 척추의 기저부에서 잠자는 상태로 있는 신성의 에너지이다. 두 번째 크리야Second Kriya를 하면 꾼달리니는 깨어난다. 그것은 위대한 신성의 힘이다.

    스와디스타나 짜끄라에 들어갔을 때, 꾼달리니는 깨어나기 시작하고, 마니뿌르Manipur에 들어갔을 때 꾼달리니는 활동적이다. 이 꾼달리니를 사하스라라Sahasrara로 데려가야 한다.

마음이 치뜨라Chitra 안으로 들어갈 때 그곳에서 꾼달리니가 활성화되고, 순수한 신성의 지성이 나타나며, 물질적 세상과의 연결고리가 희미해진다. 당신이 알기 원했던 특별한 것뿐만 아니라 모든 것을 알게 될 것이다.

6. 쁘라나와 마음의 관계

사람에게서 몸과 마음은 서로 분리된 두 실체가 아니다. 심장의 박동과 호흡의 리듬이 곧 마음의 흐름을 반영한다. 호흡이 불규칙하면 감정도 요동치고, 호흡이 길고 고요할 때는 마음 역시 맑고 투명해진다.

그러므로 요가에서는 오래전부터 "호흡이 곧 마음이다 prāṇasya manasah aikyam."라고 하였다. 이 마음의 끊임없는 사념과 반응의 근원에는 삼스까라 Samskara , 즉, 과거의 인상, 기억, 욕망의 잔향이 자리하고 있다.

삼스까라는 단지 심리적 흔적이 아니라, 쁘라나의 미세한 진동 패턴으로서 척추의 각 짜크라에 저장되어 있다. 그 진동이 불균형할수록 호흡은 불안정해지고, 마음은 쉴 틈이 없다. 쁘라나야마Pranayama는 이러한 미세한 진동들을 정화하고 척추 센터들을 재조율하는 가장 실질적인 수련이다.

쁘라나가 순환하는 통로인 이다Ida, 삥갈라Pingala가 조화롭게 흐르고 수슘나Sushumna가 깨어나며 의미를 지닐 때, 마음의 파동은 점차 약해지고 의식은 자연스레 고요 속으로 가라앉는다.

이때 비로소 지혜Jñāna 를 탐구하는 수행이 실제적 토대 위에서 이루어질 수 있다. 마음만을 직접 다루려는 수행은, 아직 흐트러진 쁘라나 위에 평온을 세우려는 것과 같아서, 통찰은 얻을지라도 마음은 때때로 사념의 바람과 외부의 커다란 경계에 흔들리게 된다.

그러나 척추 센터들의 정화와 쁘라나의 조율이 이루어진 뒤에는, 마음의 근본적 경향이 바뀌며 사념의 근원이 잠잠해진다. 그때 일어나는 깨달음은, 일시적 이해가 아닌 존재 전체의 변환으로 드러난다.

따라서 크리야 요가의 길은, 마음의 고요를 호흡의 정화로부터 끌어내는 실천적 체계이다. 쁘라나의 조율 없이는 지혜의 안정은 한계가 있다. 이것이 크리야의 가장 특별하고 실증적인 점이다.

"깨달음은 평정의 토대 위에 세워질 때, 확고한 깨달음이 된다."

쁘라나얌의 깊은 실천을 통해, 의식은 안정되고 고요한 상태를 체득하게 된다. 그러한 가운데 실재에 대한 앎과 깨달음도 일어난다. 이것은 실제적인 내적고요와 쁘라나의 깊은 고요에 이르는 지복을 통해, 말을 넘어 있는 실재의 깨달음에 이른다.

마음을 비우고 내려놓으며, 마음에 대한 본성을 머리로 깨닫고 분별을 여의는 수행과는 깊은 차이가 있다. 몸과 마음의 쁘라나가 해결되지 않고, 삼스까라의 온전한 정화와 소멸에 이르지 않으면, 존재의 의지와 상관없이 사념은 일어나고 감정은 때때로 존재의 의지와 상관없이 흔들린다. 그러한 가운데, 단지 분별을 내려놓는 것만으로는 충분하지 않다.

쁘라나의 깊은 평정으로 마음 작용의 완전한 가라앉음, 지멸止滅이 이어지고 어떠한 사념작용에 물들지 않은 실재에 대한 경험은, 진실한 체득과 깨달음에 이르게 한다. 그러한 깨달음은 항구적인 힘이 있다. 이것은 니르바나涅槃에 이르는 길이며, 이것이 요가의 본질이다.

7. 크리야 쁘라나얌이 지니는 의미

어떤이는 들숨을prana 날숨으로apana 바치고juhvati 날숨을apana 들숨으로 prana 바친다juhvati. 그렇게 함으로써, 그들은 들숨과prana 날숨의apana 움직임을gatī 멈추고ruddhvā 호흡의 완전한 체득에prāṇāyāma 헌신하고 전념한다 parāyaṇāḥ. 어떤 이들은apare 음식의 양을āhārāḥ 절제하며niyata 호흡을praṇān 호흡자체에prāṇeṣu 바치며 그 자체로 공양이 되게 한다juvhati.

- 바가바드 기따 4. 29 -

내면이 지극히 고요하며 안정된 상태에 이르면, 행위들은 멈추고 지켜보는 의식이 된다. 요가kriya 쁘라나얌pranayama을 지극히 해가면 심장은 조용해지고 척추의 여섯 짜끄라의 쁘라노도 조용해지게 된다.

    그러면, 눈 섶 사이의 빈두, 꾸따스타에 안착하게 되고 지켜보고 존재하는 의식이 된다. 그러한 결과로, 행위의 원인과 결과의 본질을 깨닫게 되며 행위의 결과를 내려놓고 자연스러운 존재로 살아간다. 그러한 이는 행위의 결과인 업에 묶이지 않는다.

    어떤 유형의 크리야 사다나Sadhana라도 쁘라나얌Pranayam이 중심 사다나여야 한다. 쁘라나얌이 없는 요가 수행은 열매 맺기 어렵다. 산만한 마음을 안정시켜 평온하게 만들 수 있는 유일한 길은 쁘라나얌의 수련이라고 할 수 있다. 예외적인 부분을 제외하고는 쁘라나얌 없이 적절한 명상은 일어나기 어렵다.

    오랜 기간 꾸준한 쁘라나얌의 사다나 후에 호흡은 극도로 미세해지게 된다. 그때가 되면 호흡의 숨이 콧구멍으로 나오지 않는 것처럼 느껴진다.

아래의 내용은 일련의 쁘라나얌의 효과를 보여 준다. 쁘라나얌 수련에 의해서 우리의 성격이 변하기 시작할 것이다. 원래 사람의 성향은 좀처럼 변하지 않는 것이다.

그 이유는 사람이 가진 성향들이 그 사람을 이루고 있는 것이어서 사람은 바뀌지 않는 것이다. 그 존재를 이루고 있는 삼스까라와 몸의 구나들이 바뀌어야 변화가 가능한 것이 이 물질세계의 원인과 결과이다.

지속적인 쁘라나얌의 실천은 존재의 쁘라나를 질적으로 변화시키고 삼스까라에 영향을 미친다. 쁘라나얌이 섬세해지고 몸의 신경계와 의식의 층에 정화가 일어난다. 이것이 존재의 진실한 변화다.

쁘라나얌Pranayam은 첫째, 생명력Life Force과 오감Five Senses을 조절하는 데 도움을 주고, 둘째, 수슘나 나디에 들어가게 하며, 셋째, 께발라 꿈박Kevala Kumbhaka과 사마디Samadhi를 성취하게 해주고, 넷째, 영적 능력을 얻게 해 준다. 쁘라나얌에 의해서 호흡이 멈출 때 마음은 완전하게 평온하게 된다.

다양한 유형의 쁘라나얌Pranayam이 있다. 그러나 가장 이상적이며 효과적인 쁘라나얌은 여섯 짜끄라의 중심에서 옴Om을 암송하면서 호흡을 들이쉬고 내쉬는 것이다. 쁘라나얌은 마음에 의해서 만들어지는 모든 유형의 산만함과 불안정성을 조절하는데 커다란 도움을 줄 수 있다.

크리야 사다나의 초기에 마음을 통제하기 위해서는 완전한 쁘라나얌을 수행해야 한다. 그렇지 않으면 당신의 모든 노력은 무의미해질 수도 있다. 쁘라나얌의 수행을 통해 물라다라 짜끄라에서 연수에 이르는 척추센터들의 오염원들을 정화하고 그 영역들을 지나 아갸 짜끄라에 이를 수 있다.

이때 아갸 짜끄라에 이른 쁘라나는 매우 미세해 지고 안정된다. 고요한 쁘라나의 상태에서 온전히 미간의 꾸따스타 바라볼수 있고 명상은 본질적으로 깊어진다.

완전한 쁘라나얌을 행하고 아갸 짜끄라의 위쪽 부분에 도달하면 우리는 쁘라띠아하르Pratyahar, 다라나Dharana, 디아나Dhyana 그리고 사마디Samadhi를 수련할 수 있게 될 것이다.

일반적으로 우리는 영적인 마음이 되는 걸 생각하지 않는다. 이 삶을 마감할 때까지 이 세계가 만들어 놓은 물질적 세상의 가치를 생각하고 추구한다. 이것은 쁘라나Prana의 왜곡에 의해서 일어나는 것이다.

쁘라나 전반에 대해서 통제력을 얻고 그것의 왜곡을 멈추기 전까지는 해방Moksha과 니르바나Nirvana는은 불가능한 이유가 여기에 있는 것이다. 마음은 쁘라나Prana의 평온하지 않은 불안정성에 의해서 주로 만들어지게 된다.

이와 같이 마음은 늘 물질적 세상을 향하고 빠져드는 경향성을 가지고 있다. 그래서 쁘라나의 도움으로 마음을 조절할 필요가 생기는 것이다.

쁘라나얌Pranayam의 도움으로 쁘라나Prana와 수슘나로 연결된 모든 짜끄라들을 통제하거나 조절할 수 있다. 그리고 우리 몸의 내부에서 다양한 요구들을 수행하는 미세한 신경들도 조절할 수 있고 정화하게 된다.

우리 몸의 내부에서는 주요한 쁘라나Prana는 신체의 다른 부분들과 연결된다. 그러므로 주요한 쁘라나를 조절하면 몸의 내부의 다양한 모든 기능들을 조절할 수 있는 것이다. 그리고 의식이 변화한다.

쁘라나의 이러한 기능은 쁘라나 없이는 아주 짧은 시간도 살 수 없는 존재들에게 다양한 행위를 하게 해주는 것이다. 잠자는 시간에도 그것은 멈추지 않는다. 그것은 우리 몸 안의 세 가지 구나Guna에 의해서 일어나는 것이다.

사뜨바Sattva 구나는 수슘나 내부를 흐르는 활동적인 쁘라나이다. 라자스Rajas와 따마스Tamas 구나가 활동적일 때 쁘라나는 이다Ida와 삥갈라Pingala를 따라서 흐른다. 이 구나들은 활성화되어 있다. 몸에서 구나들로부터 자유롭기 위하여 쁘라나얌을 실천하면서 그들을 넘어가야 한다.

일반적으로 우리는 아무 생각 없이 자연스럽게 호흡을 하며, 호흡은 늘 변하게 된다. 게다가 어떤 때 우리의 호흡은 길어지고 짧아질 때도 있다. 이 불규칙한 호흡은 몸과 마음에 해로운 영향을 끼치게 된다.

아주 오래전에 위대한 인도의 요기들은 들숨과 날숨의 길이가 같을 정도로 여운이 있는 호흡을 하게 된다면 아주 이로운 효과를 얻는다는 것을 발견했다.

불규칙한 호흡은 사람을 병들게 하고 불안정하게 만들 수 있다.
그것은 수명의 길이를 줄어들게 하기도 한다.

어떤 동요 없이 평온하게 앉아 있을 수 있을 때, 마음과 신경 체계와 근육들까지 조절된다는 것을 보여주는 것이다. 몸과 마음이 매우 밀접하게 연관되어 어떻게 호흡을 하는지 우리는 결코 지켜보지 않는다.

우리가 의미있는 바른 방법으로 호흡을 한다면 평온하게 될 것이며, 신경Nerves과 근육, 몸의 세포들은 건강하게 된다. 그래서 내부 장기들은 적절하게 움직일 것이다. 그러면 우리는 건강하게 될 것이고, 마음은 어떤 결정이라도 적절하게 할 것이다. 수명은 늘어날 것이고, 우리는 건강한 삶을 살아가게 된다.

까르마와 평온함이 만나는 지점은 아갸 짜끄라 내부의 꾸따스타로 요가의 영역이라 불린다. 마음을 꾸따스타에 고정 시킬수 있다면, 우리는 완전한 평온을 얻게 된다.

스승의 가르침에 따라서 수슘나 내부에 이르는 쁘라나얌을 수행하면 궁극적으로 완전한 평온Calmness은 자연스럽게 성취된다. 만약 어떤 사람이 완전한 평온·고요를 얻는데 실패했다면, 그것은 행위Karma가 존재하지 않는 완전한 평온Total Calmness을 성취해야 하는 행위의 요가karma yoga에서 실패한 것을 의미한다.

우리가 성공을 얻었건 그렇지 않건 간에 호흡의 행위Pranayam를 계속한다. 어떠한 기대 없이 순수하게 행하는 쁘라나얌의 수행을 의미한다.

결과를 기대하지 않은 채 꾸따스타Kutastha에 마음을 고정시켜 유지할 수 있다면 평온Calmness은 성취될 것이고 호흡은 균형을 이루고 극도로 미묘해질 것이다. 점진적으로 그리고 마침내 호흡은 멈추고 요기는 꾸따스타를 통과하게 된다.

가장 중요한 것은 쁘라나얌을 하는 동안 우리의 주의를 다른 어떤 생각 없이 아갸 짜끄라의 중심에 초점을 맞춘 채 유지해야 한다는 것이다.

그렇지 않으면 빛은 베일에 가려지고 주의Attention는 흩어질 것이다. 크리야 수행의 처음부터 끝까지 언제나 주의를 꾸따스타에 유지해야 한다. 그렇지 않으면 결코 크리야요가에서 성공하기 어려울 것이고, 노력은 아쉬움을 남기게 될 것이다.

적절한 쁘라나얌을 통해서 미간 사이의 빛을 가리는 덮개Veil를 제거하지 않고 명상수행을 하는 것은 열매 맺기가 어렵다. 일단 여섯 짜끄라의 크리야The Kriya of Six Cakra가 완료되면 명상은 자동으로 시작될 것이다.

이전의 내용에서 설명했듯이, 쁘라나얌Pranayam은 크리야요가에서 성공하고 신성의 행복을 성취하는 데 가장 주요한 행법이다. 기대를 내려놓고 진지하고 성실히 행하는 사다나를 통해서 완전한 쁘라나얌을 성취할 수 있을 것이고 마음을 넘어서게 된다.

8. 행위의Karma 요가 · 박띠 요가Bhakti · 갸나 요가Jñāna — 크리야 요가의 내적 길과 통합

요가의 세 주요한 길, 까르마-행위Karma · 박띠Bhakti · 갸나Jñāna 는 서로 분리된 세 교의가 아니라, 의식의 상승 과정 속에서 서로 이어지는 한 길의 세 단계이다. 그것은 또한 척추의 영역, 쁘라나의 흐름, 나디의 정화, 그리고 사다나의 단계와 직접적으로 상응한다.

1) **행위의Karma 요가** - 행위의 요가는 행위의 정화와 무아의 토대이다. 까르마 요가는 행위 속에서 '나'라는 상我相, ahamkara 을 여의는 수행이다.

행위의 결과와 열매에 대한 애착, 기대, 두려움을 버리고, 행위를 진리의 대상인 신God과 대중에게 회향하는 것이다. 이것이 진정한 까르마 요가다.' 행위 자체에 충실하고 결과에 메이지 않고, 진리를 향한 행위를 통해 마음은 점차 평정에 가까워진다.

까르마 요가는 먼저, 결과와 열매에 대한 애착 없이 행위 자체에 충실한 요가이다. 행위를 하지만, 행위의 결과를 '나의 것'이라 여기지 않는다. 행위자로서, 자신이 원하는 행위에 노력을 다한다. 그러나, 결과에 대한 기대로 메이지 않고 결과는 수용하고 편안히 받아들인다. 행위의 열매는 신God과 전체 생명에게 회향 된다.

"결과를 받아들이는 삶은 마음에 평정을 주고 두려움을 여의게 한다. 두려움을 여읜 이는 삶의 일상이 담박한 행복으로 자리잡게 된다. 결과에 대한 기대를 내려놓는 것은 결국 삶에 이로움과 행복의 요소로 다가온다."

'나라는 상ahamkara'을 비운 행위는 정화를 낳고, 정화는 사마디로 향하는 토대를 이룬다. 그리하여 행위karma는 더 이상 속박이 아닌 해방의 도구가 된다 그 결과, 존재는 깊은 정화를 경험하며, 그 정화는 사마디samadhi의 초석이 된다.

이 까르마 요가를 내밀한 크리야의 견지에서 설명하면 다음과 같다.

신체 내적으로 보면 척추의 하부, 물라다라Muladhara에서 아갸Ajna 아래까지의 영역과 상응한다. 이 영역에서 행하는 크리야 쁘라나얌은 곧, 행위의 요가karama yoga이다.

여기서는 행위karma의 생명력, 쁘라나prana가 이다Ida·삥갈라Pingala·수슘나Sushumna 나디를 따라 흐르며, 호흡을 멈추지 않은 상태의 쁘라나얌 pranayama이 수행된다. 이것이 '행위의 요가'의 생리적 단계다.

이 시기, 수행자는 호흡과 함께 옴0m-쁘라나바pranava를 마음으로 읊으며 척추의 각 센터cakara를 들숨과 날숨으로 순환한다. 의식의 일정 부분은 꾸따스타Kutastha, 제3의 눈에 고정한다. 행위는 이제 개인적 목적을 떠나 '의식의 봉헌'이 되고, 까르마 요가의 행위는 그 자체로 명상이 된다.

이렇게 행해지는 쁘라나야마, 곧 크리야가 곧 신의 행위로서의 까르마 요가이다. 존재는 "내가 숨쉰다"가 아니라 "쁘라나가 나를 통해 흐른다"는 인식 속에 머문다. 그때 그는 행위자가 아니라, 신적 에너지의 도구가 된다.

2) 박띠 요가

박띠는 내맡김devotion과 사랑, 그리고 신God 안에서 마음과 자아ego의 용해이다. 크리야의 내밀한 견지에서 보면 다음과 같다.

요가가 깊어져 쁘라나가 미세화되고, 꾸따스타 안에 빛이 드러나면, 사다나sadhana[23]는 자연스럽게 박띠Bhakti 의 영역으로 들어선다. 이때의 행위는 더 이상 외적이지 않다. 모든 사다나 즉, 명상, 쁘라나얌, 내면의 인식은 사랑과 내맡김-헌신의 행위, 즉 박띠적 행위가 된다.

박띠 요가는 내맡김과 사랑의 단계이며 요가적으로 수련의 영역은 꾸따스타 중심이다. 꿈바까, 나다Nāda 청취, 헌신의 명상이 그 여역에서 일어나며 자아의 용해, 신성의 체험과 실현이다.

"나라는 의식ahamkara"이 존재의 중심에서 서서히 녹아내리고, 존재는 스스로를 "그분에게 내맡기는 상태"로 들어간다. "나는 아무것도 아니고, 어느 것도 나의 것이 아니다." 이것은 무아無我의 깨달음이다.

이 통찰이 머리가 아닌 존재의 중심에서 체득될 때, 요가는 비로소 실재가 된다. 이 시기에는 꿈바까Kumbhaka, 호흡의 가라앉음이 자연스럽게 일어나며, 옴의 소리인 쁘라나바 빈두pranava bindu[24]가 꾸따스타의 별Pranava Star과 합일할 때, 아나하따 나다Anahata Nāda, 옴의 내적 공명이 들려온다.

---

23) 사다나sadhana는 수행의 정진의 행위를 사다나라 한다.

24) 옴om, 옴의 소리를 쁘라나바pranava라 한다. 쁘라나바pranava 빈두bindu는 최고의 실재-브라흐만Brahman의 의식, 또는 아뜨만Ātman을 상징하는 신성한 개념이다.

이 소리에 사다까-수행자sādhaka가 완전히 녹아들면, 다양한 신성한 음성들이 들리는데, 이것이 기따Gītā, 신의 송가의 실현이다.

박띠는 단순한 감정이 아니라, 아상我相의 해체를 이끄는 실제적 힘이다. "나라는 상"이 약화 될수록 고통과 슬픔은 사라지고, 마음은 점차 고요해진다.

이 고요 속에서 사마디는 자연스럽게 일어난다. 이처럼 까르마의 정화가 박띠의 헌신으로 승화되고, 그 헌신 속에서 마음은 완전히 투명해진다. 그 투명한 마음은 곧 갸나Jñāna-수승한 지식의 문을 연다.

3) 갸나Jñāna 요가 - 빛과 지혜의 합일

박띠의 심층에서 마음이 완전히 고요해지면, 옴의 소리는 점차 빛Divine Light으로 전환된다. 이 빛은 꾸따스타의 중심에 나타나는 신성의 빛이며, 이때 존재는 더 이상 '명상하는 자'로 존재하지 않는다.

꾸따스타-사하스라라의 영역이 크리야에서 갸냐의 영역이다. 자신의 참본성과 궁극적 실재를 깨닫는 영역인 것이다. 빛만이 존재하고, 그 안에서 '나는 존재한다'는 앎Jnāna이 일어난다. 이 단계는 갸나 요가Jñāna Yoga의 영역이다. 이 지혜는 단순한 사유가 아니라, "나의 참본성은 아뜨만Atman이며, 그 아뜨만은 빠라브라흐만Para Brahman이 하나임"을 체험적으로 아는 것이다.

이때, 크리야 수행자는 마음의 모든 파동이 멎은 상태, 깊은 사마디에 들어간다. 쁘라나가 완전히 잠잠해지고, 육체적 감각은 사라진다. 몸이 존재하지 않는 상태 속에서, 존재는 "모든 곳에 편재한 의식God-Consciousness"과 하나가 된다.

기따 18장 66절은 바로 이 상태에 이르는 단계적인 과정을 가리킨다.

sarvadharmān parityajya mām ekaṁ śaraṇaṁ vraja
"모든 법, 사념을 버리고 오직 나에게로 와라. 내가 너를 모든 허물과 불안에서 해방시켜 주리라."

이 구절의 참된 의미는, "모든 사념, 마음의 불안정성restlessness을 버리고, 쁘라나와 자아를 신의식 안으로 용해하라"는 것이다. "그곳에서 마음의 고요의 미덕Virtue이 완성되고, 해방Moksha이 성취된다."

크리야 요가는 하나의 요가, 세 가지 문이다. 까르마, 박띠, 갸나 — 이 세 요가는 각각의 길이 아니라, 하나의 요가Union가 드러나는 세 문이다.
행위 속에서 마음이 정화될 때 까르마 요가가 완성되고, 그 정화된 마음이 자아가 녹아들고 자신의 참본성으로 녹아들 때 박띠 요가가 이루어진다. 그리고 그 용해bhakti가 무한한 빛의 앎으로 전환될 때, 갸나 요가가 드러난다.
"행위는 박띠로, 녹아듦과 평화의 박띠는 갸나-지혜로, 그 지혜는 침묵으로 이끈다."

이것이 요가의 내적 여정이며, 크리야 요가 길에서 걸어야 할 실제적 상승의 길이다.

9. 브라흐마리 구하Brahmari Guha와 수슘나 나디
   - 내면 세계로 들어가는 길

크리야 요가 수행의 핵심 목표 중 하나는, 우리의 내면의 세계를 탐구하고 신성의 빛과 직접 접촉하는 경험을 하는 것이다. 처음 수행을 시작하면, 우리의 의식은 여전히 물리적 세계와 마음의 흔들림에 지배된다. 눈을 감고 내면으로 들어가도 처음에는 모든 것이 어둡게 느껴지고, 내면의 빛을 분명히 인식하기 어렵다. 그러나 꾸준한 수행과 스승에 대한 완전한 믿음을 바탕으로, 우리는 점차적으로 내면의 빛을 체험하는 것에 이르게 된다.

-꾸따스타 중심에 고정된 주의와 신성의 터널-

꾸따스타Kutastha 중심, 즉 미간과 두 눈썹 사이의 내면적 중심에 주의를 고정시키고 유지할 수 있게 되면, 마침내 '브라흐마리 구하Brahmari Guha'라고 불리는 신성한 내부의 공간을 보게 된다. 이 내부의 입구는 깊은 검은색으로 나타나며, 두 가지 힘, 즉 덮개Abaran와 빅쉡Bikshep[25])에 의해 가려진 신성의 빛Divine Light으로 둘러싸여 있다.

덮개Abaran는 신성의 빛을 직접 보는 능력을 가로막는다. 빅쉡Bikshep은 마음이 동굴 같은 입구에서 쉽게 미끄러지도록 하는 성향으로, 수행자가 집중을 유지하기 어렵게 만든다. 지속적으로 생각에 의해서 분산되는 것이다. 그러나 올바른 생활 습관과 수행 태도와 쁘라나얌의 지속적인 실천과 그리고, 즉 적절한 식습관 유지, 물질적 집착과 성적 에너지 낭비를 피함, 인내와 바른 사고를 실천하면, 이 터널 안으로 들어갈 수 있게 된다.

---

25) 이 아바란과 빅쉡의 가르침은 두 개의 몸을 가진 성자 ,스와미 쁘라나바난다의 가르침이다.

동굴 같은 입구가 확장되면서 내면의 신성 지식을 체험하게 된다.

-쁘라나얌과 짜끄라 정화-

꾸준한 쁘라나얌 수행을 통해 물라다라에서 아갸Ajna 짜끄라까지, 하나씩 짜끄라가 정화될 때, 우리는 설명하기 어려운 신성의 빛Jyoti과 쁘라나가 하나 되는 경험을 하게 된다. 이 상태에서는 주의가 꾸따스타에 고정되고, 내면의 세계가 수천 배 밝아져 터널의 구조와 그 안의 빛을 명확하게 보게 된다.

이때 브라흐마리 구하, 즉 신이 존재하는 신성하게 이어진 동굴로 들어가기 위해 샴바비 무드라Shambhabi Mudra를 활용합니다. 샴바비 무드라는 미간 중심 또는 그 상위 센터를 의미 있게 응시하는 무드라로, 내면 시선을 한곳에 집중시키고 신성의 공간을 통과하도록 돕는다.

- 내면의 하늘: 마하까쉬, 치따까쉬, 치다까쉬 -

"내면 세계를 체험하면서 우리는 여러 수준의 하늘을 경험한다."

-마하까쉬Mahakash는 육체로 살며 느끼고 보는 물리적 세계와 연결된 하늘이다.
-치따까쉬Chittakash는 꿈과 같은 미묘한 체험을 관찰하는 정묘한 하늘로, 명상과 죽음 이후 여행에서 나타난다.
-치다까쉬Chidakash 극도로 정묘한 내면의 하늘로, 깊은 명상 속에서 신과 전능자를 직접 경험하는 영역이다.

특히 치따까쉬는 오랜 기간 야마, 니야마, 쁘라나얌 수행을 통해 내면 세계가 밝아지고, 꾸따스타 중심에 집중할 때 나타난다. 이때 둥글고 밝게 빛나는 영역이 드러나며, 내면의 하늘이 거울처럼 맑고 모든 것을 비춘다.

정묘한 쁘라나를 강력하게 적용하면 덮개가 사라지고, 달걀 모양의 밝은 검은색 반영이 나타납니다. 이는 땃빠다Tatpada 또는 우주라고 불리며, 황금빛 테두리 안에 수십억의 우주가 존재하는 곳이다. 샴바비 무드라의 도움으로 이 우주를 통과하며 궁극적 해방을 경험할 수 있게 된다.

- 수슘나 나디와 신성의 빛 -

수행자가 수슘나 나디Sushumna Nadi에 들어가게 되면, 진정되고 안온한 빛을 체험하며 자연스럽게 꾸따스타에 주의가 고정된다. 마음이 잠시 다른 곳으로 흩어지더라도, 다시 신성의 빛Jyoti의 중심으로 돌아오게 된다. 이 신성의 빛이 바로 수슘나 나디의 관문이며, 브라흐마리 구하로 이어지는 길이다.

크리야 요가 수행의 초기 단계에서는 내면 세계가 어둡고 신비로운 동굴을 보기가 어렵다. 신에 대한 내맡김과 꾸준한 크리야를 통해, 점차 밝은 빛이 내면 세계에 나타나며, 우리는 신성과 직접 접촉하는 경험을 얻게 된다.

10. 니르비깔빠 사마디 - 신God의 현현

요가 수행이 최고 단계인 니르비깔빠 사마디Nirvikalpa Samadhi에 이르면, 마음Manas과 지성Buddhi의 모든 작용은 완전히 멈춘다. 이때 인식의 주체는 사라지고, 오직 '존재 그 자체'만이 남는다. 그러므로 전능자The Almighty에 대해 말하거나 설명하려는 순간, 이미 그것은 언어가 가진 한계 속으로 떨어진다. 왜냐하면 언어는 마음의 산물이고, 마음은 이미 멈추어 있기 때문이다.

그럼에도 불구하고, 니르비깔빠 사마디를 성취한 요기들, 라히리 마하사야, 유크테스와르, 요가난다는 그 체험을 이렇게 암시적으로 표현한다.

"전능자는 무한하며, 형상이 없고, 영원한 기쁨Ananda이며, 모든 곳에 존재한다."

- 라히리 마하사야, Kriya Tattva Sutra -

이 '전능자The Almighty'는 의식의 절대적 근원이다. 즉 모든 창조 이전에 존재하던 '순수한 존재Sat, 순수한 의식Chit, 순수한 기쁨Ananda'이다.

그것은 '무無'가 아니며, 모든 가능성의 원천이자 움직임도, 변함도 없는 절대의 정적Absolute Stillness 이다. 크리야 요가는 바로 이 전능자의 정적에 의식적으로 도달하기 위한 과학이다. 빠라마뜨마Paramatma, 빠라마뜨마는 전능자의 첫 번째 반사Reflection 혹은 우주적 의식이다. 그것은 '하나의 의식이 자신을 인식하기 시작한 순간'이며, 요가난다는 이를 "영Spirit, 신의 무한 의식the Infinite Consciousness of God"이라고 표현했다.

빠라마뜨마는 형상이 없고, 빛으로 드러난 의식이다. 이 빛은 'Divine Jyoti'라 불리며, 그것이 모든 성스러운 존재의 근원이다. 크리야 수행 중 쁘라나가 수슘나를 통과해 올라가면 아갸 짜끄라를 통해 이 형상 없는 신성의 빛을 보게 된다. 이것이 바로 '빠라마뜨마의 광휘Paramatma Jyoti'이며,

요가난다는 이 빛을 "근원 의식의 눈The spiritual eye, a golden ring with a blue center and a white star"로 묘사했다.

빠라마뜨마는 곧 무한의식의 중심점, 즉 '모든 창조된 세계를 비추는 태양' 이다. 그 빛은 브라흐만의 본성에서 나와, 우주와 인간의 내면에 생명과 의식을 불어넣는 거울처럼 작용한다.

> "신은 모든 존재의 빛의 동굴 안, 꾸따스타에 자리잡고 있다. God dwells in Kutastha, the cave of light within every being."
>
> — 라히리 마하사야 Kriya Yoga Rahasya —

요기에게 '신God'은 더 이상 외부의 존재가 아니라, 그의 척추와 뇌 속을 오르내리는 쁘라나의 흐름 속에서 인식된다. 그 흐름이 고요해지고 수슘나 속에 완전히 들어갈 때, 빛은 점차 확장되어 '빠라마뜨마의 광명'을 드러내고, 마침내 모든 형상이 녹아 사라질 때, 그는 전능자The Almighty 그 자체로 합일된다. 그때 요기는 알게 된다.

> "나는 신을 본 것이 아니라, 신이 나로서 보고 있었다."
>
> — 라히리 마하사야 —

11. 께발리 꿈박 Kevali Kumbhaka

께발리 꿈박Kevali Kumbhaka은 크리야 요가 수행에서 나타나는 호흡이 완전히 멈춘 단계로, 결코 의지적으로 밀어붙여 이루어지는 것이 아니다. 들숨과 날숨이 자연스럽게 멈추는 순간, 쁘라나Prana와 아파나Apana의 에너지 작용이 완전히 균형을 이루면서, 자동적으로 발생한다.

"께발리는 마음과 쁘라나의 결합에서 발생한 호흡의 지극한 고요이다."-
- 라히리 마하사야 Kriya Tattva Sutra -

이것은 마음이나 의지로 인위적으로 만들어낼 수 있는 것이 아니다.

크리야 수행자는 처음 마니뿌르 짜끄라Manipura Cakra를 통과하면서 마음의 불안정Restlessness 단계를 경험한다. 이곳에서는 라조 구나Rajo Guna의 영향력이 여전히 강하게 나타나지만, 불의 에너지가 정화되면서 마음의 미세한 고요가 시작된다. 쁘라나는 점점 미세해지고 정제되어, 호흡의 흐름이 자연스럽게 길어지며, "호흡하는 나"가 아니라 호흡 속에서 존재하는 나로 변화한다.

요가난다는 이 상태를 "신의 숨결이 당신을 쉬게 한다. - 당신은 더 이상 숨 쉬는 주체가 아닙니다"라고 표현하며, 호흡과 의식의 일치 속에서 신성한 통찰이 열리는 과정을 설명했다. - The Second Coming of Christ -

이후 요가 행자는 아나하따Anahata와 비슛다Vishuddha 짜끄라를 통과하며, 내면의 소리Nada와 빛Jyoti을 경험하게 된다. 아갸 짜끄라Ajna Cakra에 도달할 때, 쁘라나는 수슘나Sushumna 통로를 완전히 점유하며, 호흡은 정지한다.

이때 나타나는 무호흡 상태는 억제가 아니라 완전한 내적 균형의 산물이며, 마음과 지성의 활동이 정지하면서 순수한 존재Caitanya가 드러난다. 모든 감각기관이 정지되고, '나'라는 자아 개념도 사라지지만, 그 안에는 초월적 깨어있음이 존재한다.

"께발리 꿈박은 노력으로 되는 것이 아니며, 쁘라나와 아빠나가 완벽하게 균형을 이룰 때 자동으로 발생한다.".

- 라히리 마하사야Kriya Tattva Sutra -

깊은 무호흡 단계에서 점차적으로 다시 감각을 회복하는 과정은, 마치 깊은 잠에서 깨어나는 순간과 같다. 이때 요기는 육체적 감각의 회복과 동시에, 사마디의 깊어지는 단계를 경험한다.

이 사마디 단계들은 호흡의 미세화와 께발리 꿈박을 통해 자연스럽게 접근할 수 있다. 호흡이 멈추는 순간, 쁘라나는 수슘나 통로를 따라 상승하며, 마음은 고요 속에서 신성과 하나 되는 체험을 갖는다.

따라서 크리야 수행자는 께발리 꿈박과 사마디를 경험하면서, 감각적 세계에서 초월적 내면세계로, 그리고 다시 순수 의식으로 돌아오는 단계적 통합을 체험한다. 마음이 안정되지 않으면 꾸따스타Kutastha의 광명이 흐려지고, 신성의 지각은 제한된다.

하지만 각 짜끄라를 거치며 쁘라나와 아파나의 균형이 이루어지면, 호흡 없는 상태에서 자연스럽게 깊은 내적 평온과 초월적 지식이 드러난다.

결국 께발리 꿈박은 단순한 생리적 정지 상태가 아니라, 크리야 요가를 통해 호흡·의식·사마디가 통합되는 결정적 경험이다. 이 단계에서 요기는 모든 감각적 입력과 자아 의식이 사라진 채, 지고의식을 경험한다.

ॐ

Om Gaṃ Gaṇapataye Namaḥ
Om Aiṃ Sarasvatyai Namaḥ
Om Guṃ Gurubhyo Namaḥ
Om Gurave Namaḥ
Om Paraṃ Gurave Namaḥ
Om Parapara Gurave Namaḥ
Om Parameṣṭhi Gurave Namaḥ
Om Jagad Gurave Namaḥ

"옴ॐ 구루의 연꽃 발아래에 절합니다 '

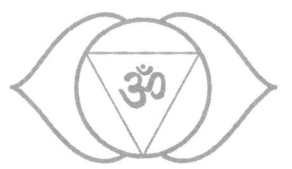

3

크리야요가

상위 크리야 요가와 주요 개념

1. 상위 크리야요가Higher Kriya와 매듭Granthi

　크리야 요가는 기존의 쁘라나를 기반으로 수행하는 체계보다 한 단계 더 나아간 독특한 체계를 가지고 있다. 그것은 꼬리뼈에서부터 척추를 거슬러 올라가면서 매듭을 푸는 것이 아니라, 위에서 아래로 매듭이 풀리는 방식으로 특별한 가르침이 이어왔다는 것이다. 그것은 실제적인 진보에 이르는데 더 직접적이고 바른 접근이기 때문이다.

　꾼달리니Kundalini의 여정에서 존재가 가지고 있는 조건을 알아야한다. 척추의 주요센터에서 매듭이 형성되어 있다. 이 매듭들을 풀 때 , 본래 존재가 가지고 있었던 그 영역에 도달할수 있게 된다. 분명히 말하자면, 이 과정은 단순히 장애물을 제거하는 것만이 아니다. 주요 과정은 전체 몸의 쁘라나를 진정시키고'고요한 호흡의 상태에 이르는 것이다. 이것은 중요한 의미를 지닌다.

- 매듭Granthi'이란 무엇인가 -

　요가 전통에서 '그란티Granthi'는 일반적으로 에너지의 흐름을 막는 영적 혹은 심리적 매듭 또는 장애물을 의미한다. 이들은 종종 신체의 중앙 에너지 통로인 수슘나 나디Sushumna Nadi를 따라 위치하며, 꾼달리니 에너지의 상승을 방해한다고 여겨진다.

　여기서는 크리야요가 측면에서 의미를 두고 있는 혀의 매듭과, 심장센터의 매듭, 배꼽센터의 매듭, 물라다르 영역의 매듭을 다룬다. 이것은 상위 크리야Higher Kriya와 밀접한 관계를 가지고 있기 때문이다.

그 순서는 혀의 매듭을 풀고–> 심장센터의 매듭–> 배꼽센터의 매듭–>꼬리뼈의 매듭이다. 이러한 매듭들을 푸는 것은 사람이 몸의 신경 체계의 일부 구속에서 벗어나게 되는 것이다. 그러할 때, 실제적인 꾼달리니는 의미를 갖는다. 현실 세계에서 일어나는 꾼달리니의 대부분은 실제적인 도달이 아니고, 기반이 마련되지 않은 조건에서 일어나는 꾼달리니적인 현상들이다.

- 혀의 매듭 Jihvā Granthi

혀는 심장과 연결되어 기관이다. 심장은 우리의 마음과 생각과 매우 직접적인 관계를 가지고 있다. 우리의 혀는 보통 목젖uvula과 접촉하거나 비강인두에 들어가기 어렵다. 이로 인해 뇌하수체 영역의 그 주변에 있는 저장소에 접근하기 어렵다. 아울러 혀는 생각과 언어의 중추이기 때문에 혀의 매듭을 푸는 것은 내면의 고요에 직접적이다.

케차리 무드라 Kechari Mudra는 우리가 이 내적인 호르몬 샘들에 접근하도록 도와주며, 심리적·신체적 시스템에서 미세한 변화를 경험할 수 있게 한다. 불필요하고 끈임없이 일어나는 생각들을 마음속에서 진정시키는 것은 매우 중요한다.

- 심장의 매듭 Hṛdaya Granthi -

케차리 무드라를 수행한 후, 고요한 쁘라나의 여정은 물라다라 Muladhara로 향한다. 그 다음의 풀어야하는 것은 바로 심장의 매듭, 즉 비슈누 그란티 Vishnu Granthi이다. 비슈누는 보존과 유지의 신이다. 이 매듭은 제도나 지식 전통의 산물을 보존하려는 애착을 지닌다. 감정과 연민이 생성되는 곳이고, 그에 필요한 행위에 끌려가기도 한다.

이 매듭을 풀면 신경계와 무의식의 층에 깊이 뿌리박힌 감정의 결속들에서 벗어날 수 있다는 점은 해방에 이르는 길에서 의미를 지닌다.

이 매듭은 상위 크리야의 토카르Thokar 기법을 행함으로써 풀어질수 있다. 아나하타 짜끄라에서는 존재는 바유vayu-공기의 원소와 하나가 되며, 우리는 소리와 신성한 빛에 대한 인식이 크게 강화된 숭고한 상태에 들어갈 수 있게된다.

- 배꼽의 매듭Nābhi Granthi -

배꼽센터의 영역은 척추의 전체 여정에서 중간 영역으로서 중요한 의미를 지닌다. 이곳은 의지력의 센터이기도 하고 전체가 연결되는 연결되는 역할을 한다. 나비 크리야Navi Kriya 기법을 통해, 배꼽 지역은 쁘라나와 아빠나의 기운이 합쳐져 균형의 기운인 사마나Samana가 활성화되는 곳이다. 호흡이 고요해지면서 의식은 척추의 중심에 있는 수슘나Sushumna 영적 채널에 연결된다.

- 물라다라 매듭Brahmā Granthi -

이곳은 자신을 유지하기 위한 물질과 그와 관련된 자아ego에 대한 근본적인 집착이 있는 곳이다. 그러므로써, 우리의 본래적인 참본성에 대한 무지는 이 매듭에 의해 유지되며, 이는 네적인 해방에 이르는 여정에서 가장 큰 장애물이 된다. 이 매듭은 꾼달리니가 척추 안에서 자유롭게 이동하는 것에 장애가 된다. 이 매듭을 풀지 않으면 명상의 도약적인 진보에 한계가 있다. 이름과 형태의 세계에 매이며 불안을 느끼게 하는 요소는 마음이 하나로 집중되는 것을 방해한다. 마음은 야망과 욕망에 갇혀 있다.

라히리 마하사야의 크리야 요가에서는 크리야 쁘라나야마를 통해 이 매듭을 점차적으로 풀 수 있으며, 케차리 무드라를 통해 혀의 매듭을 풀며, 상위 크리야 쁘라나얌을 통해 심장의 매듭을 풀어간다. 물라다라 영역의 브라흐마 그란디 매듭에서 꾼달리니가 풀리면, 욕망과 야망의 요소는 순화되며 꾸타스타Kutastha에 도달하는 여정을 시작한다. 시간에 얽매인 의식이 자유로워고, 존재는 참본성과 합일에 이르게 된다.

2. 상위 크리야요가 Higher Kriya 사다나

앞에서 언급된 기본 크리야는 제1 크리야로 알려져 있다. 일부에서는 라히리 마하사야께서 모든 요가 전승들에 명시된 능력과 축복을 달성하는 것을 목표로 108가지 종류의 크리야를 가르쳤다고 말한다. 그러나 영적인 축복과 궁극적인 니르바나를 달성하는 데는 약 여섯 가지 정도가 충분하다고 여겨지고 전해져 왔다.

최종 깨달음과 사마디는 첫 번째 크리야를 실천하는 것으로도 도달할 수 있다고 라히리 마하사야께서는 언급했다. 그러나 첫 번째 크리야는 시간이 지나면서 어느정도 익숙하며 진보를 보일 때, 상위 크리야를 추가하여 더욱 깊게 수련될 수 있다. 라히리 마하사야는 토까르Thokar 기법을 만뜨라와 함께 전하였다. 사람이 척추에 가지고 있는 매듭을 풀게 되면 더효율적 진보를 보일 수 있기 때문이었다.

이 중 첫 번째, 두 번째, 세 번째, 네 번째 크리야는 구루에게서 직접 받아야 하며, 나머지 크리야들은 앞의 네 가지 크리야를 성공적으로 완료한 후 그 기본 원리를 숙달하게 되면 크리야 요기 스스로 직관적으로 알아낼 수 있다.

더 높은 크리야 단계로 나아가기 위한 전제 조건은 '내적인' 깨달음을 얻는 것 외에도 특정 신체적 능력이 갖추어져야 한다. 이 신체적 능력은 또 다른 딴뜨라 특징인 케차리 무드라Khechari Mudra를 수행하는 능력에 달려 있다. 이는 혀를 편도 뒤쪽 격막을 통과시켜 위로 밀어 올릴 수 있는 역량을 의미한다.

이것은 두 번째 크리야second kriya에 들어서기 위해서는 없어서는 안 될 필수 전제 조건이며, 이것 없이는 더 높은 크리야를 수행하기 어렵다.

- 두 번째 크리야second kriya - 토까르 크리야 Thokar Kriya는 수행하는 과정에서 적용해야 하는 토까르Thokar-힘의 적용에서 유래한 토까르 크리야로 알려져 있다. 이 크리야를 숙달하면 더 깊은 투시와 더욱 정묘한 경험을 얻게 되며, '내면의 빛'과 '내면의 소리'를 경험하는 것이 쉬워진다.

- 세 번째 크리야- 옴까르 크리야Omkar Kriya는 옴까르Omkara, 즉 쁘라나바 Pranava 소리의 발현이 이 크리야의 근면한 수행을 통해 현실화 된다는 사실에서 유래한 옴까르 크리야로 알려져 있다. 이 미묘한 내면의 소리의 본질과 특성은 "바가바드기따"의 첫 번째 장에서 빤다바 영웅들과 스리 끄리슈나의 다양한 전쟁 나팔 소리로 적절하게 묘사되어 있다. 쁘라나바의 다양한 음색의 발현은 집중과 삼매의 서로 다른 단계의 달성을 알린다.

3. 옴카르 크리야와 사마디의 단계

옴까르 크리야를 통해 일어나는 사마디를 "바가바드 기따"에서 나오는 악기의 연관지어 설명하면 다음과 같다. 생각이 사라지게 하는 검은 벌 소리는 사하데바Sahadev의 나팔 마니 푸시팍Mani Pushpak 소리와 함께 사비까르까 삼매Savitarka Samadhi에 이른다.

사비따르까 사마디는 명상 대상에 깊이 몰입했지만, 대상의 본질적 경험과 대상을 둘러싼 언어적, 개념적 지식이 아직 완전히 분리되지 않고 함께 작용하는 '사고가 동반되는 몰입' 상태이다.

나꿀Nakul의 전투 나팔 수고샤Sughosha 소리인 피리 소리Venu Dhvani를 듣는 것은 의심을 불식시키지만 주변을 살피는 분석을 동반하는 집중, 즉 사비차르 삼매Savichar Samadhi를 나타낸다.

이것은 사비따르까 사마디Savitarka Samadhi보다 더 미묘하고 깊은 몰입 상태입니다. 사비차라 사마디는 명상 대상의 미묘한 측면에 몰입하지만, 대상의 속성의 시간, 공간, 원인 등에 대한 미묘한 성찰이 여전히 남아있는 '미묘한 자각이 동반되는 몰입' 상태이다.

아르주나Arjuna의 나팔 데바 닷타Deva Datta의 소리로 비유되는 기쁨을 주는 류트 소리가 발산되는 것은 사난다 사마디Sananda Samadhi라고 불리는 집중을 보여준다.

사난다 사마디는 지복감Ānanda를 동반한Sa 삼매samadhi를 의미하며, 이전 단계들사비따르까, 사비차라에서 경험하는 지적인 활동이 사라진, 순수한 기쁨의 몰입 상태이다. 사난다 사마디는 명상 수행자가 지적인 장애물인 부분적으로 남아있는 추론을 넘어, 존재의 깊은 곳에서 자연스럽게 샘솟는 순수한 지복감에 몰입하는 상태입니다. 이는 사마디와 해방의 여정에서 큰 만족감과 평온함을 주는 중요한 이정표이다

비마Bhima의 거대한 나팔 파운드라Paundra 소리로 묘사되는 지속적인 징 소리가 드러나는 것은 사스미따 삼매Sasmita Samadhi 또는 삼쁘라갸따 삼매-유상삼매有想三昧Samprajnata Samadhi의 정점에 도달했음을 나타낸다.

사스미따 사마디는 마음의 모든 기능과 대상에 대한 인식이 소멸되고, 오직 순수한 존재감이나 "나는 존재한다"는 미묘한 자의식만이 남아있는 가장 미묘한 몰입 상태이다

삼쁘라갸따 삼매-유상삼매有想三昧Samprajnata Samadhi는 "하나의 신성한 진동OM 또는 빛을 '인식하며' 신pure consciousness을 경험하는 상태."이다. 즉, 의식이 완전히 사라진 것은 아니며, 아직 신의 현상-빛, 소리, 기쁨을 '지각하는' 단계이다. 삼쁘라갸따 삼매의 깊은 단계인 사스미따 사마디에 이르면 직 순수한 존재감이나 "나는 존재한다"는 미묘한 자의식만이 남아있는 가장 미묘한 사마디가 된다.

이 소리가 일부 경전등에서 진정한 쁘라나바 소리로 묘사되었다. 그러나 위에서 설명된 모든 소리는 쁘라나바가 점진적으로 드러나는 과정에서의 서로 다른 변주이다.

빤다바 왕 유디슈티라Yudhishthira의 아난따 비자야Ananta Vijay 나팔 소리라고 일컬어지는 두려운 천둥소리와 바다의 포효는 모든 종류의 이해가 멈추는 진정한 집중, 즉, 아삼쁘라갸따 사마디Asamprajnata Samadhi의 달성을 예고한다. 이때 위에서 언급된 다섯 가지 변주가 모두 섞여 끄리슈나 경의 나팔 빤차잔야Panchajanya의 매혹적인 소리로 들릴 수 있다.

아삼쁘라갸따 사마디Asamprajnata Samadhi 는 무분별 삼매無分別三昧로, 유상 삼매Samprajñāta Samādhi를 초월한 가장 높은 형태의 몰입 상태이다. 마음이 모든 인식의 대상을 떠나 '씨앗조차 없는' 절대적인 고요와 무념의 상태에 도달하는 것으로, 해탈Moksha 직전의 가장 심오하고 미묘한 의식 상태이다

크리야적으로 볼 때, 이것은 "모든 진동vibration과 생각이 멈추고, 자아의식이 완전히 해체되어 순수한 의식만 남는 상태이다. 여기서 조금더 미묘하고 모든 것을 넘어선 상태에 이르면 니르비깔빠 사마디라Nirvikalpa Samadhi라 한다.

집중, 즉 사마디의 처음 네 단계는 첫 번째 first kriya, 두 번째 크리야 second kriya를 수행하는 과정에서도 얻을 수 있다. 그러나 후반 단계는 세 번째 크리야를 숙달한 후에 더욱 가까이에 가기 쉽다. 네 번째 크리야는 세 번째 크리야의 기술을 숙달하지 않으면 수행하기 어렵다. 세 번째 크리야와 네 번째 크리야는 두 번째 크리야의 확장이라고 볼 수 있다. 하지만 가르침을 받지 않고는 수행할 수 없다. 우선 케차리무드라의 체득이 먼저 갖추어져야 한다.

일단 네 번째 크리야를 숙달하면 크리야 요기는 더 이상 어떤 지도도 필요하지 않다. 그는 스스로 완성된 크리야 요기가 된다. 그는 지속적으로 고요함과 황홀경 속에 잠겨 있기 위해 제5, 제6, 그리고 다른 고차원 크리야들의 과정을 스스로 직관하여 알아낸다.

두 번째 크리야를 배운 크리야 수행자는 상당히 많을 수 있지만, 세 번째 크리야를 수행하는 수는 매우 적다. 네 번째 크리야 수행자의 사례는 극히 드물어 거의 몇 명 되지 않는다.

4. 5가지 근본 원리Tattva의 네 번째 크리야

따뜨와 이론Tattwas Theory은 단순한 추측이 아니다. 크리야 수련자kriyaban에게 있어 이것은 깊은 의식의 차원Spirit의 영역으로 향하는 여정 동안 실제로 체험 가능한 의식의 구체적인 상태들이다.

크리야 전통에서는 차크라가 다섯 따뜨와Tattwas -지earth, 수water, 화fire, 풍air, 공ether 요소와 연결되어 있다고 한다. 이것은 물라다라, 스와디스타나, 마니뿌라, 아나하타, 비슈디차크라와 연결된다.

"각각의 따뜨와를 영적 눈Spiritual Eye의 빛 속에 바치는 것", 즉 그것을 모아 이마 사이의 부위Kutastha에 집중하고 그 빛을 강하게 만드는 것이 마야maya의 마지막 껍질을 녹이는 가장 효과적인 방법이라고 한다. 이것의 핵심이 담겨있는 옴까르 크리야가 네 번째 크리야이다.

이것은 이 물라다라 매듭Muladhara knot을 푸는 수수께끼이다. 이 매듭이 풀릴 때, 꾼달리니Kundalini가 움직이고 상승하기 시작한다.

물리적 장치와 정신적 장치가 점진적으로 정화됨에 따라, 창조의 근저에 깔린 더 미세한 근본 원리들이 깨달아질 수 있다. 이러한 깨달음은 특정 경험과 연관된다.

지earth의 요소인 고체의 성격을 지닌 따뜨와Tattva는 나가는 숨prana이 콧구멍의 측면에 닿지 않고 가운데 콧구멍을 통해 일정 길이의 아래까지 흘러갈 때 깨달아진다. 목구멍에서 단맛이 느껴지고, 꾸따스타Kutastha에서 노란색을 보고자 하는 욕구가 생기며, 그곳에서 노란색의 사각형이 감지된다.

액체 원리Jala Tattva는 목구멍에서 떫은맛이 생성될 때 깨달아진다. 흰색에 대한 강한 욕구가 발달하고, 꾸따스타에서 빛나는 반달 모양의 형상이 보인다..

불 원리 따뜨와Vahnni Tattva는 목구멍에서 쓴맛이 생성되고, 빨간색을 보고자 하는 욕구와 꾸따스타에서 빨간색의 삼각형 형상이 감지될 때 예고된다. 숨은 콧구멍 안으로 3인치까지 흘러간다.

공기 원리Vayu Tattva는 목구멍에서 신맛이 생성되고, 신맛에 대한 갈망이 발달하며, 파란색에 대한 매력이 생기고 꾸따스타에서 파란색 원이 감지될 때 깨달아진다. 숨은 코의 측면에 닿으며 흐른다..

아카샤 원리Akasha or Vyoma Tattva 공간 요소는 목구멍에서 매운맛이 생성되고, 회색에 대한 갈망과 꾸따스타에서 회색 배경에 다채로운 색깔의 반점들이 감지될 때 드러난다. 숨은 완전히 힘을 잃고 콧구멍 안에 국한된다.

위의 미묘한 경험들을 깨달으면서 크리야 요기는 궁극적인 목표의 완수를 향한 과정을 추구해야 한다. 크리야 수행 과정에서 크리야 요기는 다양한 영적 경지에 도달한다. 그가 진정한 집중, 즉 완전한 삼매에 도달했을 때, 그는 아갸 차크라Ajnān Chakra, 즉 "매우 미묘한 지혜의 영역"이라고 불릴 수 있는 내적 진리의 영역에 있다고 일컬어진다.

5. 스와미 쁘라나바난다지Pranavananda ji 가르침의 상위 크리야요가Higer Kriya

　빠라마한사 쁘라나바난다는 라히리 마하사야의 수승한 제자중의 한 분이다. 요가난다 자서전에서 "두 개의 몸을 가진 성자"로 나온 분이다. 그는 지고의 경지에 오르셨고 토까르를 통해서 몸을 벗고 돌아오지 않는 길로 가셨다.

　소개되는 쁘라나바난다의 가르침은 특징은 아갸 짜끄라는 나머지 다섯 짜끄라의 중심이고 연결되어 있기 때문에, 중심 자리인 미간의 꾸따스타를 관통하는 크리야의 행법을 강조하였다.

　앞 장에서 꾸따스타를 중심으로 하는 크리야 쁘라나얌은 설명되었다. 꾸타스타에 의식을 두고 하는 쁘라나얌을 통해 쁘라나를 고요하게 하고 수슘나에 이르는 기반을 닦는다.

　기반을 닦은 것을 통해 얻게된 열매로 꾸따스타의 의미있는 다르샨Darshan[26]에 이르게 되고 꾸따스타를 통해 더 깊은 단계로 나아가며 상위 크리야가 진행되는 특징을 가지고 있으며 질적인 깊이에서 그 가치가 있다.

　제자들을 통해 이어져 오고, 쁘라나바난다의 가르침이 전해진 유산들 속에 남아 있으며, 그것을 스리 무케르지께서 정리하여 전했다.

---

[26] 다르샨(Darshan은 신성한 존재-신, 구루, 또는 성스러운 장소나 사물을 '보는 행위'를 의미한다. 더 나아가, '단순히 눈으로 보는 것을 넘어, 경건한 마음으로 신성한 대상을 응시하는 것이며, '신성한 시현示現을 통해 축복을 받는 영적 경험'이기도 하다.

1) 첫 번째 크리야 First Kriya

편안하고 안정된 호흡으로 쁘라나얌을 한다. 여기서는 소리를 이용하는 쁘라나얌은 필요치 않다. 아갸 짜끄라에 대한 초점은 연수Medula에서 시작돼야 한다. 고요하게 앉고서 크리야 쁘라나얌Pranayam과 쁘라띠아하르Pratyahar를 할 때 오로지 아갸 짜끄라의 중심을 바라보아야 한다. 이 크리야 쁘라나얌을 통해 쁘라나의 정화에 이르고 여섯 짜끄라를 건널 수 있다.

마하무드라와 크리야 쁘라나얌이 수련되고 요니무드라는 빠라바스타 이전에 수련되기도하고 빠라바스타후에 행하기도 한다.

대부분의 크리야 수행자들은 마음을 완전하게 가라앉히는 것이 불가능하다고 생각한다. 그것은 분명 어려운 일이지만 그러나 그것은 가능하다. 야마Yama와 니야마Niyama를 잘 유지하고, 아사나-움직임 없는 안정된 싯다산Siddhasan, 올바르고 정확한 쁘라나얌과 쁘라띠아하르Meditation를 함으로써 가능하다.

위에서 말한 것들을 엄격하게 오랜 기간 헌신Devotion과 인내 그리고 기대와 욕망 없이Tyag-Desirelessness 수련하면 깊은 고요의 상태는 성취할 수 있다. 초기에는 마음의 불안정성Restlessness 때문에 매우 짧은 시간 동안만 이런 깊은 고요의 상태가 일어나지만, 사다나의 수행에 의해서 더 오랜 기간 머물게 된다.

2) 두 번째 크리야 Second Kriya

수슘나에 들어간 이후에는 물라다라, 스와디스타나, 마니뿌르 짜끄라들을 관통하기 전까지 힘이 동반된 쁘라나얌을 해야 한다. 이 단계는 매우 거친 단계이기 때문에 이러한 짜끄라들을 꿰뚫기 위해서는 힘 있는 쁘라나얌을 하는 게 필요하다.

두 번째 크리야(Second Kriya)의 세부적인 것들

많은 크리야 수행자들은 두 번째 크리야에 대해서 혼란스러워 한다. 수슘나 나디에 들어간 사람들은 명백하게 설명을 이해할 것이다. 그러나 아직 수슘나 나디에 들어가지 못한 사람들에게는 미래를 위한 설명이 될 것이다. 두 번째 크리야는 수슘나 나디에 들어간 이후에 시작되기 때문이다.

첫 번째 크리야를 오랜 기간 수련한 이후에 마음은 아갸 짜끄라의 중심에 잘 안착하게 된다. 그리고 나서 쁘라나얌은 미묘해지고 힘이 있게 된다. 우리는 안정된 빛Jyoti을 꾸따스타에서 보고, 명상 자세Sitting Posture는 견고해지고 통증 없이 오랫동안 앉아있게 된다. 이때가 수슘나에 들어가기 위해서 쁘라나얌을 할 때 힘이 동반된 호흡을 해야 할 때인 것이다.

모든 나디Nadi가 깨끗해진 이후에 쁘라나얌은 미묘해지고 힘이 있게 된다. 우리는 쁘라나에 힘을 적용해야 하고, 다른 나디에 쁘라나가 흐르도록 해야 한다. 그리고 엄격하게 야마와 니야마를 따라야 한다. 몸의 많은 부분이 우리의 조절 아래에 놓이게 되고 많은 신성의 능력이 찾아오기 시작한다. 그러한 능력을 피하고 내 것으로 취하지 않는 것이 좋다.

이러한 방식으로 모든 짜끄라들을 하나씩 차례로 통과해야 한다. 물라다라 짜끄라에서 마니뿌르 짜끄라까지의 영역은 라조 구나Rajo Guna에 의해 지배된다. 이곳은 매우 안정되지 않은 단계여서, 이 단계를 건너가기 위해서 쁘라나얌을 할 때 이전보다 에너지가 동반되서 해야 한다.

우리가 마니뿌르 짜끄라Manipur Cakra를 건너고 난 이후에는 마음의 고요함은 시작되고 쁘라나에 힘을 적용하는 것이 더 이상 필요하지 않다. 마음과 쁘라나는 위에서 당겨지는 힘 때문에 아갸 짜끄라를 향해서 자동적으로 위로 움직이기 시작할 것이다. 흰색의 안정된 신성의 빛이 나타난다. 마음이 아갸 짜끄라를 향해서 움직임에 따라 고요함은 대단히 크게 증가할 것이다. 아갸 짜끄라를 관통하게 되는 것은 오직 신의 은총에 의해서만 가능하다.
　이것으로 두 번째 크리야 수련에 대한 명확한 이해를 돕기 바란다.

3) 세 번째 크리야 Third Kriya
아갸 짜끄라Ajna Cakra에 안정된 후에는, 호흡을 멈추고 옴Om을 432번에 이르기까지 암송해야 한다. 이것은 스승의 지도에 따라서 점차적으로 횟수가 늘어나면서 하게 된다. 이 시기쯤이면 당신은 쁘라나를 충분하게 통제할 능력을 갖게 될 것이고, 호흡을 멈추고 유지하는 것은 단순히 쁘라나를 통제하고 조절하는 일이다.

아갸 짜끄라를 넘어선 후에 쁘라나얌은 더 이상 요구되지 않는다. 깊은 명상만이 일어나게 되며 다라나Dharana, 디아나Dhyana 그리고 사마디Samadhi이다. 이것이 사하스라라Sahasrara의 크리야이다.

4) 네 번째 크리야 Fourth Kriya

사하스라라 짜끄라Sahasrara Cakra의 중심에서, 정삼각형의 중심점이며 슈리 빈두Shri Bindu라고 불리는 별을 발견할 수 있다.

슈리 빈두는 삼각형의 세 코너에 세 개의 짜끄라를 가지고 있으며, 그것은 또한 사하스라라 짜끄라Sahasrara Cakra의 중심점이다. 슈리 빈두Shri Bindu가 시야에 나타나게 되면, 슈리 빈두를 관통해야 하고, 그러고 나면 세 개의 별들 제스따Jesta, 바마Bama, 라우드리Roudri가 나타난다.

위쪽 별이 제스따Jesta이고, 오른쪽 하단 모서리가 바마Bama이고, 왼쪽 아래 구석 별은 라우드리Roudri이다. 이 세 별의 배치는 이전의 그림에 있다. 이 세 개의 별을 모두 관통해야 한다. 그때 물라 짜끄라Mula Cakra에 집중해야 하며, 물라 짜끄라Mula Cakra를 통과하게 되면서 죽음의 경계선을 건너가게 되며 구원, 궁극적 해방을 얻는다.

-크리야 사하스라 짜끄라 -

여섯 짜끄라의 크리야를 완료한 이후에 사하스라 짜끄라의 크리야가 시작된다. 다라나Dharana, 디아나Dhyana 그리고 사마디Samadhi이다. 쁘라띠아하르Pratyahar를 성공하기 전까지는 다라나, 디아나, 사마디를 수련할 자격, 즉 준비가 안 되어 있다. 쁘라띠아하르Pratyahar에서 성공한 후에 무엇이 일어나는지 표현하기는 매우 어렵고 실제로 표현하기 어렵다.

크리야 수행자는 자신 안에서 단계들을 경험한다. 쁘라띠아하르의 단계에서 성공하거나 어떤 능력을 얻게 될 때 존재의 깨달음Self-Realization이 아갸 짜끄라에서 일어난다.

그때 다라나의 크리야가 시작된다. 이것은 명상의 두 번째 단계로 표현될 수 있다. 거기서 크리야 수행자는 한 점Bindu에 집중할 수 있는 능력을 얻게 되고 짜끄라 또한 그 빈두의 지식을 얻는다. 아갸 짜끄라를 관통한 이후에 사하스라 짜끄라의 끝까지 본다면, 시야에 들어오는 장소는 다라나가 일어나는 장소다. 우리가 그 보이는 곳에 집중하게 된다면 지금껏 아는 것과는 다른 유형의 앎知識과 능력Siddhis들을 얻게 될 수 있다.

다라나의 첫 번째 단계는 아래 그림의 사하스라 짜끄라에서 삼각형의 왼쪽 편에 있는 바마Bama 빈두이다. 그것은 지성의 영역이다. 여기서 우리는 무엇이 좋고 어떤 것이 유익하지 않은 것인지에 대해 판단할 수 있는 지식을 얻는다. 순수한 지성의 지식이 함께 하기에 순수하지 않은 어떤 것들이 우리의 마음을 해할 수 없다.

이것을 이해하기 위해서 욕구에 대해 알아야 한다. 욕구를 창조하는 세 가지가 있다. 감각들과 마음 그리고 지성이다. 우리가 지성의 영역을 건너기 전까지는 욕구의 마지막 단계가 지속된다. 즉 육체 쪽으로 끌리는 것이다.

다라나의 두 번째 단계는 삼각형의 다른 쪽 모서리인 라우드리Raudri이다. 이것은 에고Ego의 영역이다. 그래서 에고는 여기서 줄어들고 끝나게 된다. 신을 만나고 싶은 바람은 증가되고 그래서 존재는 제스타 빈두Jestha Bindu에 이르게 된다.

다라나의 세 번째 단계는 제스타, 삼각형의 위쪽 모서리이다. 이것은 치따Chitta의 영역이다. 또는 모든 생각의 저장소라고 할 수 있다. 물질적인 욕구가 도달할 수 없는 장소이다. 신성의 욕구Desire만이 존재한다.

우리는 건전하지 않은 욕구와 물질적인 욕구를 완전히 넘어선 다음에 신에 매우 가깝게 다가서게 된다. 신은 우리가 잘되기를 바라는 존재나 친구로 나타나고 우리를 환영하며 그의 무릎 위에 앉힌다.
다라나의 마지막 단계는 슈리 빈두Shri Bindu, 즉 사하스라 짜끄라의 중심이다.
그곳에서 우리는 물라Mula 짜끄라를 향해 나아간다. 명상의 최종 단계인 드야나Dhyana의 힘으로 사마디 단계에 도달한다. 물라Mula 짜끄라를 뚫은 이후에 전능한 신Brahma에게 흡수되면서 우리는 완전한 구원을 성취한다.

이것이 읽는 것으로 이해될 수 없는 사하스라라Sahasrara의 크리야이다. 이것을 깨닫기를 원한다면 이 단계에 도달해야 하고, 스스로 직접 그것을 경험해야 한다.

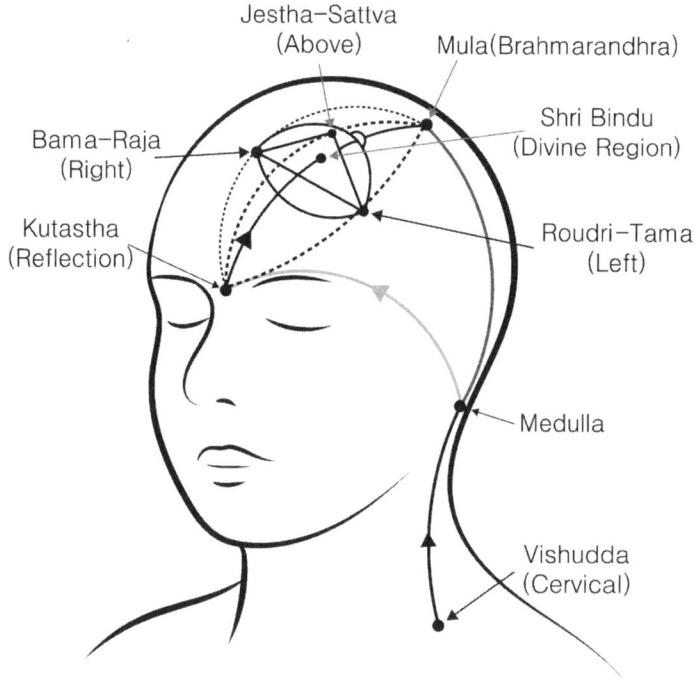

사하스라라의 수슘나

(1) 세 개의 실선 그 중 하나는 물라Mula 짜끄라에서 시작하여 연수Medulla로 내려간다. 두 번째 실선은 역시 물라Mula 짜끄라에서 시작해서 꾸따스타로 내려간다. 그리고 세 번째 실선은 꾸따스타에서 연수Medulla로 간다. 이것은 수슘나 나디이다.

(2) 거기서 역시 물라Mula에서 시작하는 세 개의 점선을 발견할 수 있다. 물라Mula에서 출발하는 그 점선들 중 하나는 제스타Jestha를 경유해서 꾸따스타로 가고, 두 번째 점선은 물라에서 출발해서 바마Bama를 경유해서 꾸따스타에 이르고, 세 번째 점선은 물라에서 라우드리Roudri를 경유해서 꾸따스타로 간다.

이 세 점선은 우리의 몸과 마음에 사뜨빅Sattvic, 라자식Rajasic 그리고 따마식Tamasic의 영향을 미치게 한다.

(3) 사하스라Sahasrara에 있는 연꽃 천 개의 꽃잎을 그려서 보여주는 것은 불가능하기 때문에 도면에서 전방 모서리의 중심, 즉 슈리 빈두Shri Bindu 와 제스타Jestha, 바마Bama와 라우드리Roudri, 주 삼각형의 세 모서리가 보이며 뒤쪽 부분은 줄기이다. 여기서 수슘나 나디가 물라Mula에서 줄기를 통하여 연꽃Lotus의 중심, 즉 슈리 빈두를 관통하여 꾸따스타에 어떻게 이르게 되는지를 볼 수 있다.

(4) 물라Mula의 다른 이름은 브라흐마란드라Brahmarandhra 또는 열 번째 문이다. 다른 9개의 문들은 귀 2개와 콧구멍 2개, 입, 눈 2개, 항문과 생식기이다. 구원을 얻기 위해서는 죽음의 순간에 열 번째 문을 통해서 몸을 떠나야 한다.

-빠라마한사 쁘라나바난다의 가르침으로 본 진보의 과정-

첫번째 단계

구루Guru에게 이니시에이션을 받는 것이고, 신성의 눈에 씨앗을 심는 것이며, 크리야를 바르게 수행하여 수슘나의 입구에 도달하는 것이다. 이 단계는 매우 안정되지 않은Restless 단계이다. 힘을 주어 애쓰지 않는 방식으로 쁘라나얌Pranayama을 수련하면서 아갸 짜끄라의 중심을 지켜보는 것을 잘 유지해야만 한다. 이 단계에서 크리야 수행자는 조금의 신뢰를 얻는다. 이것은 크리야요가의 시작 단계다.

두 번째 단계

수행자는 외부로 향한 그의 감각을 철회해 깊게 수슘나 안으로 몰입되면서 심한 불안정성을 점차적으로 제거하게 된다. 그래서 수슘나에 이르는 미묘한 입구에 이르게 되는 것이다.

그 단계에서 수행자는 몸과 마음에서 다른 변화들을 경험하게 되고 또한 다양한 유형의 소리와 장면들을 경험하게 된다. 이 단계에서 크리야 수행자는 때때로 물질적 세상의 즐거움에 대한 관심이 약해지는 것을 느끼게 되고 나아가 사원에서의 수행자적 삶을 갈망할 수도 있다. 그러할 때 안정되고 강력한 빛의 형태의 지고의식Lord Krishna이 크리야 수행자 앞에 나타난다.

그 빛은 아갸 짜끄라 내부의 꾸따스타에서 오고 크리야 수행자를 안내한다. 그때는 크리야 수행자가 무엇을 알기를 원하든 빛Jyoti에서 모든 답을 얻게 된다. 이것은 사람의 마음을 깊이 끄는 것이며 자력의 효과를 가지고 있다.

그러한 때 크리야 수행자는 또한 신의 메시지Oracles를 듣게 된다. 이러한 것들을 보고 듣게 되면서 크리야 수행자는 깊이 젖어든다.

세 번째 단계

이 단계는 지식Jnana-Knowledge이라고 불린다. 이 단계는 사하스라의 크리야이다.Kriya of Sahasrara 이 단계에서 수슘나 내부의 브라흐마 나디로 올라가면 크리야 수행자는 몸에 붙어 있는 마음을 잃어버리게 되고 몸은 전적으로 고요해진다. 일종의 사마디Samadhi가 일어난다. 이 단계 동안 모든 크리야는 멈추고 이전의 마음의 층에 자리잡고 있던 인상Samskara들은 공격적으로 떠오르기 시작한다.

크리야요가 수행자는 다소 불안정한 상태가 되고, 이 물질세계로 다시 내려오게 된다. 그때는 꾸따스타의 빛이 나타나지 않는다. 크리야요가 수행자는 정신적 힘과 의지력을 모두 사용해야 하고 사다나를 계속해 가야 한다.

사다나를 지속적으로 이어가면 감각을 안정되게 하고 제어할 수 있고 언제나 의식과 연결되어 안정되어 머무르게 된다.

그때 크리야 수행자는 언제나 안정되고 움직임 없는 빛Jyoti을 보며, 사마디 속에서 휴식을 취하는 그러한 상태에 머무른다. 크리야 수행자가 물질적 생각으로 잠들 때는 그것을 잠이라 부르고, 내면의 세계나 신성의 세계를 바라보면서 깊은 잠김에 들때는 사마디라고 한다. 이러한 상황은 미묘하지만 상당 기간 완벽한 크리야를 하게 되면, 그때는 이러한 것들을 이해할 수 있을 것이다. 사람은 영혼과 마음 그리고 쁘라나로 구성되어 있다.

이 세 가지 중에 영혼은 빠람 아뜨마Param Atma 또는 우주적 영혼의 일부이다. 사람은 육체를 받기 위해 아버지의 일부와 어머니의 일부의 결합으로 태어난다. 이러한 육체에서, 마음과 영혼은 아버지에게 오는 것이고, 쁘라나는 어머니로부터 오는 것이다.

크리야 수행자는 먼저 어머니의 부분인 쁘라나를 조절하고 그리고 아버지의 부분인 마음과 연결한다. 그 후에 우리는 완전한 내맡김Surrender을 하고 우주의 영혼으로 녹아들게 된다. 이러한 식으로 우리는 해방Moksha을 얻는다. 그 이후의 단계에서 우리는 이원성을 넘어서고 우주의 영혼으로 흡수된다. 그것이 구원이다. 이것이 크리야의 단계들이다.

더 정확하게 말하자면, 처음에 까르마인 쁘라나를 통제한다. 그것은 물라다라에서 아갸 짜끄라까지의 여섯 짜끄라에서 행해진다. 두 번째로 우리는 헌신Devotion이라고 불리는 마음과 쁘라나를 함께 하나로 만든다. 그것은 제3의 눈을 항구히 열어주는 아갸 짜그라에서 이루어진다. 세 번째 상태는 마음과 쁘라나를 완전히 우주의 영혼에 내맡기는Surrender 것이다. 그것은 지식Knowledge이라 불리며 사하스라Sahasrara의 크리야이다.

네 번째 단계

위 세 단계를 건넌 후에 네 번째 단계는 해방Moksha이다. 그것은 개인의 영혼에서 평화롭게 쉬는 것이고 우주 영혼의 행복을 누리는 것이다. 그것은 헌신과 하나 된 지식이라 불리고 또는 브라흐마난다Brahmananda[27]라고 불린다. 이러한 단계들을 완료한 이후에 우리는 니르바나를 향한다

---

[27] 브라흐마난다Brahmananda _ 내면의 지복.

6. 크리야의 내적 의식Spiritual의 갸냐Jnāna.비갸냐Vijnāna

크리야 요기들에게 이 상태는 완벽한 수행 후에 도달하는 황홀경의 단계인 크리야의 빠라바스타Paravastha로 알려져 있다.

그다음 단계는 크리야 갸냐Jnāna이며 즉, 미묘한 경험의 영역으로 상승하는 것이다. 도달할 수 있는 가장 높은 경지는 크리야 비갸냐Vijnāna이다. 이 단계에서 요기는 모든 것에 편재하는 지고의식, 즉 궁극적인 창조력인 브라흐마Brahma와 '얼굴을 마주하게' 되고, '브라흐마를 아는 자', 즉, 브라흐마비트Brahmavit가 된다.

"갸냐jnana-지식은 꾸따스타에서 참본성Atman를 보는것이고, 비갸냐vijnana- 초월적 지식, 절대적 깨달음은 크리야 후 평정에서 지고의식과 합일한 것을 말한다.." 지고의식과의 합일은 그것에 대한 깨달음으로 이어진다.
이 단계에서 그는 브라흐만과 동일시됨으로써 모든 비부띠Vibhutis, 신성한 능력와 숙련된 요기의 힘을 부여받는다.

기적은 브라흐만와의 동일시를 통해 그의 존재의 일부가 된다. "Brahmavit Bramaiva Bhavati 브라흐만을 아는 자는 브라흐마와 같이 된다." 라는 경전의 확언이 그러한 삶 속에서 성취되는 것이다.

옴까라omkara의 역할

상위 크리야를 수행하는 과정에서 쁘라나바Pranava[28]가 발현되는 것은 성공으로 가는 왕도에 들어서는 것을 구성한다. 쁘라나바는 "요가 수트라"에서 '신의 표현자', "Ishvara Vachaka"로 묘사되었으며, 앞서 언급했듯이 "우파니샤드"에서는 목표물을 맞히기 위한 "'활'과 불을 피우기 위한 아라니Arani라는 한 쌍의 나무 중 윗부분에 비유되었다. 첫 번째 경우, 목표물은 브라흐마이며, 두 번째 경우 생성된 불은 속박의 올가미를 태우기 위한 것이다.

크리야 요기는 성스러운 소리인 쁘라나바, 즉 옴까라Omkara 속에 끊임없이 몰입하려고 노력하며, 이 노력에서 달성하는 집중이 깊어질수록 감각의 속성들을 더 빨리 극복하고 궁극적으로 마야Maya-이원성과 무상의 장막 위로 올라설 수 있다. 서로 다른 상위 크리야들은 이 측면에서 점진적으로 최고의 단계에 도달하도록 도움을 준다.

까이발야Kaivalya에 이르는 4단계

크리야 기법의 다양한 과정은 크리야 요기가 빠라바스타의 순수명상, 비갸나vijnana의 미묘한 경험, 띠아가Tyaga, 온전한 해방에 이르는 버림, 지복의 단계를 거치면서 완전함을 향해 나아가도록 돕는다. 이는 궁극적인 성공으로 나아가는 네 단계이다.

---

[28] 쁘라나바는 옴om을 의미한다. 옴의 진동 옴소리를 나타내기도한다.

옴까라omkara 옴의 소리kara이다.

비갸나는 브라흐마와 '얼굴을 마주하게' 될 때, 초월적 지식의 광휘가 섬광처럼 터져 나온다. 라히리 마하사야는 이 단계를 위에서 언급된 빠라바스타를 넘어서는 단계, 즉 크리야의 빠라바스타 중의 빠라바스타라고 칭했다. 이 크리야 요기는 더 이상 물리적으로 크리야를 수행할 필요가 없다. . 그는 크리야의 '연금을 누리는 것으로 간주 된다.

이러한 궁극적인 영적 깨달음을 얻은 후에도 그는 원하는 만큼 자신의 육체적 형태를 유지할 수 있다. 그리고 이 필멸의 육신을 더 이상 유지할 가치가 없다고 결정할 때, 그는 자신의 자아를 지고한 영혼의 제단에 바치고 그분과 완전히 합일슴―되고 동일시된다. 이 완성은 까이발야Kaivalya, 절대적 해방를 달성하는 것이다.

7. 꾼달리니Kundalini에 대한 크리야요가적 해석

- 크리야요가에서 본 꾼달리니 -

크리야요가는 꾼달리니를 신비적이거나 초자연적인 "에너지 폭발"로 보지 않는다. 그것은 신경계의 정화와 의식의 중심축sushumna nadi의 진입을 통해 생명력prana이 점진적으로 고요 속으로 회귀하는 실질적 생리적·의식적 과정의 깨달음의 합일로 이해한다.

라히리 마하사야 가르침의 해석에서 꾼달리니는 '무언가가 일어난다'기보다, 무엇인가가 풀리고 통한다는 뜻에 가깝다. 즉 "매듭granthi이 풀림"을 통해 쁘라나가 자연스럽게 오르며 의식이 내면의 중심축을 따라 상승한다.

◇ 쿤달리니는 의식과 에너지의 정화와 함께하는 것이다.

보통 '꾼달리니 각성'이라 하면, 물라다라에 감겨 있던 뱀이 갑자기 치솟는 듯한 환상적 이미지로 묘사된다. 하지만 크리야요가에서는 이것을 상징적 표현으로 본다. 꾼달리니는 감춰진 에너지 덩어리가 아니라, 의식과 쁘라나prana의 통합된 생명에너지 전류이다.

그것은 잠자고 있다는 의미는, 왜곡되어 감각 기관과 욕망, 정서적 흔적으로 흩어져 있는 상태이다. "깨어남"이란 그 전류가 다시 중심sushumna을 따라 정화되고 재통합되는 과정이다.

◇ **매듭Granthi 해제의 순서 – 의식 정화의 단계**

요가 경전에서 말하는 세 개의 매듭granthi은 단순히 에너지의 장벽이 아니라 의식의 고착점이다. 크리야요가는 그 해제를 실제 수행 과정으로 다룬다. 크리야요가의 독특한 점은 상부의 매듭에서 먼저 풀어가며 물라다라의 매듭이 풀리는 것에 이른다. 그후에 꾼달리는 의미있게 상향하는 것이다.

(1) 혀의 매듭 – 지바 그란티Jihva-granthi

케차리 무드라를 통해 혀가 연화되고, 혀의 기저에서 미묘한 전류가 두뇌 속으로 이어질 때, 생리적·신경적 차원에서 두개골 안의 쁘라나의 회로가 연결된다. 이것은 뇌간의 고요, 마음의 진정으로 나타난다. 즉, 생리적 꾼달리니의 회로가 닫히던 첫 매듭이 열리는 단계이다. 혀가 목젖 안쪽의 '하늘문'을 터치하는 것은 상징적으로 감각의 세계에서 내향적 의식으로의 전환을 의미한다.

(2) 심장의 매듭 – 흐리다야Hridaya-granthi

이 매듭은 감정, 애착, 자아감-'나'라는 느낌我相에 깊이 연관된다. 쁘라나가 수슘나sushumna를 타고 흉부뒤의 척추를 통과하기 시작하면 감정적 진동이 강하게 표면화되지만, 이를 조용히 통과할 때 비로소 마음의 중심이 평형을 얻는다. 이때 의식은 감정의 습에 끌리지 않고, '목격하는 자'로 자리 잡기 시작한다.

(3) 마니뿌라 부근의 매듭 —나비그란티navi granthi- Vishnu granthi

이 부근은 '의지'와 '자아활동'의 중추다. 쁘라나가 여기를 통과할 때, "나는 행한다"는 감각이 미세히 녹기 시작한다. 호흡은 점차 고요해지고, 신경계는 자율적 균형 상태로 들어간다. 이는 '행위의 힘이 상향으로 전환되는 시점'이다.

(4) 물라다라 매듭 — 브라흐마 그란티Brahma-granthi

가장 근본적인 매듭이며 생존의 의식과 ·성적 에너지·두려움과 본능의 응축된 중심이다. 크리야 수련이 지속되어 쁘라나prana의 순환이 안정되면 이 매듭이 점차 완화되고, 척추 하단의 생명 전류가 수슘나sushumna의 중심을 통해 위로 흐르기 시작한다. 이때의 "상승"은 폭발이 아니라, 정화된 쁘라나가 중심 경로로 들어오는 미묘한 안정 흐름이다. 폭발은 아직 거친 단계인 것이고 정련의 과정이 필요하다는 뜻이다.

- 꾼달리니의 "상승"이란 무엇인가 -

'상승'이란 단순한 공간적 이동만이 아니다. 의식이 하위 감각·정서적 상태에서 분리되어, 점점 더 미세하고 통합된 중심 의식으로 들어가는 것이다. 수슘나sushumna를 통한 쁘라나prana의 흐름이 안정될수록 호흡은 사라지고kevali kumbhak, 감각은 내향하며, 마음은 고요한 의식으로 지켜본다. 이때 "꾼달리니 상승"이라 부르는 것은 중추신경계가 정화되고, 뇌 속의 의식이 상위 중추로 통합되는 과정이다.

◇ 진정한 꾼달리니의 토대 — 신경과 의식의 정화

크리야요가에서는 꾼달리니 각성의 안전한 길을 "정화purification"로 본다. 호흡과 쁘라나prana의 균형 조절, 자율신경의 안정, 감정적 매듭의 완화 의식의 지속적 내향화로 고요해짐, 이 네 가지가 갖추어질 때, 꾼달리니는 자연스럽게, 깨어나고 무위無爲에 이른다.

즉, 꾼달리니는 인위적으로 깨우는 것이 아니라, 순수한 신경의 통로 수슘나sushumna가 열릴 때 자연스럽게 깨어나는 생명 의식의 꽃이다.

◇ 라히리 마하사야와 요가난다와 해석

라히리 마하사야는 '요가 바샤르yoga vashar"에서 이렇게 말했다: "꾼달리니는 '깨어남'이 아니라 '회귀Pratyavritti'이다. 생명의 쁘라나가 그 근원으로 돌아가는 것."이다. 즉, 꾼달리니는 어떤 에너지를 '만드는' 것이 아니라, 이미 존재하던 쁘라나가 정화되어 본래의 방향으로 돌아가는 과정이다.

그 본래의 방향이란, 수슘나sushumna 중심을 따라 사하스라라의 브라흐마란드라Brahmarandhra로 향하는 것. 따라서 정화 없는 각성은 의미가 약하고, 각성은 곧 정화의 과정이다.

빠라마한사 요가난다도 같은 입장에서, "꾼달리니는 생명전류가 척추의 양극 사이에서 완전히 균형을 이루는 상태"라고 설명한다. 그 균형이 바로 "의식이 신경계 전체를 통합적으로 느끼는 사마디Samadhi의 상태"이다.

◇ "깨어남"과 "폭발"의 구분

많은 현대적 설명은 쿤달리니를 폭발적 경험으로 오해하지만, 크리야요가에서 견해에서 보면 그 반대로 설명할 수 있다. "진짜 꾼달리니는 소리 없이, 호흡이 멎고, 쁘라나prana가 중심으로 흘러들며, 의식이 완전히 고요해지는 순간 일어난다." 즉, 폭발이 이라기 보다는 흡수absorption이다.

"불꽃이 치솟는 것"이 아니라, 에너지가 자기 근원으로 흡수되어 올라가는 정화된 정적이며 특별한 사마디samadhi, 그것이다.

- 실제적 꾼달리니는 '정화된 흐름'이다 꼬리뼈 부근에 실제로 에너지가 잠들어 있는 것처럼 느껴질 수는 있다. 그것은 쁘라나의pranic 감각이 둔화된 상태에서 오는 상징적 체험이다. 그러나 생명 전류는 멈춘 적이 없다. 꾼달리니의 진정한 '각성'은 몸과 의식이 정화에서 시작되어, 그 흐름이 중심 수슘나sushumna로 회귀할 때 일어난다.

감각과 욕망으로 흩어진 주의는 쁘라나prana를 외부로 흩게 하고, 침묵과 요가적 집중은 쁘라나prana를 내향시킨다. 호흡의 정제와 확장 쁘라나얌pranayama은 신경계의 정화하고 살려낸다. 규칙적인 쁘라나얌의 실천은 자율신경을 조화시키고, 중심축sushumna의 미세 전류를 되살린다.

호흡이 미세해질수록 마음은 안정되고, 뇌의 전류는 균형을 찾는다. 쁘라나prana가 정화될 때, 마음의 작용chitta-vritti의 경향성은 약화된다.

각성의 실제 의미 있는 현상은 외적 현상이 아니다. 몸의 떨림, 빛의 체험, 열감 등은 정화 과정에서 나타나는 부산물일 뿐, 목적은 아니다. 진정한 각성의 징표는 호흡의 완전한 고요kevala kumbhak, 마음의 투명함, 자아감, 아상我相의 소멸이다. 정화는 수승한 것이며 정화가 완성될 때, 꾼달리니는 스스로 깨어난다.

척추는 현絃이고, 쁘라나prana는 바람이고, 의식은 울림이다. 이 셋이 조화를 이룰 때 오르내림의 구분이 사라지고, 남는 것은 오직 옴0m의 진동뿐이다. 의식이 두뇌의 중심 꾸따스타Kutastha-영적 눈의 자리에서 무경계의 순수의식Nirvikalpa으로 넘어간다. 모든 개념의 소멸이다.

― 꾸따스타Kutastha와 니르삐깔바Nirvikalpa의 전이 ―

꾸따스타Kutastha는 모든 현상의 중심점이다. 두 눈썹 사이, 미간의 뒤편 거기서 빛이 나타나고, 쁘라나prana의 흐름과 의식이 하나로 모인다. 존재가 보는 모든 것은 이 중심에서 나온다. 그대가 수슘나sushumna의 길을 통해 올라올 때, 의식은 마침내 꾸따스타Kutastha에 닿는다.

여기서 쁘라나prana는 고요하게 가라앉고, 호흡은 사라지며, 마음은 완전히 고요하다. 그러나 '존재'는 여전히 '보는 자'로 남아있다. 꾸따스타Kutastha는 빛의 관찰자와 빛 자체가 동시에 있는 자리이다. 의식이 여기에 머무를 때, 존재는 광대하지만 여전히 '중심을 인식하는 자'다.

즉, 이곳은 '사비자 사마디sabija samadhi'의 영역, 씨앗은 남아 있고, 의식은 형태를 인식한다. 전이는 여기서 시작된다. '보는 자'와 '빛'의 경계가 점차 흔들리기 시작할 때, 존재는 자신이 '빛을 보는 존재'가 아니라 '빛 그 자체'임을 깨닫게 된다. 이 깨달음은 의지나 사유로 오지 않는다.

완전히 고요한 집중 속에서, 쁘라나prana와 의식chitta이 완전한 평형에 이르면 '보는 자'라는 상이 녹아버린다. 의식은 그 자체의 무한성으로 스며든다. 이때의 침묵은 '무'가 아니며, 그 안에는 모든 것이 들어 있다. 색, 소리, 생각, 시간, 모든 것이 근원으로 녹아들고, 오직 '존재의 느낌'만이 남는다. 이 상태가 니르비깔빠Nirvikalpa이다. 여기서는 '명상자', '명상', '명상의 대상'이 없다. 언어가 존재하지 않는 영역이다.

쁘라나prana는 완전히 정지되어 있으나, 생명은 완전하게 살아 있다. 시간은 멈추었으나, 의식은 무한히 확장되어 있다. 꾸따스Kutastha의 빛이 꺼지는 것이 아니라, 그 빛이 경계를 잃어 버린다. 이 경험은 말로 할 수 없는 것이다. 당시에 언어가 존재하지 영역에 있었기 때문이다.

중심의 점이 사라지며, 그대의 존재 전체가 그 빛으로 확장된다. 이 확장이 바로 '사마디Samadhi의 완성'이다. 니르비깔빠Nirvikalpa이후에 도 삶은 계속된다. 그러나 이제 '존재'가 행하지 않는다. 행위는 일어나되, 행위자는 없다. 이것이 크리야의 궁극이다. '의식이 자기 자신의 근원으로 귀환하는 것이다'. 중심은 변하지 않는다. 이것은 '살아 있는 사마디', 지반묵따 Jivanmukta 의 상태이다.

8. 빠라바스타 Paravastha

매일 크리야요가를 한 후에 수행자는 오직 꾸따스타만을 바라보면서 움직임 없이 아사나로 앉아 있어야 한다. 그때 마음은 물질적 세계를 잊어버리고 요기는 신성의 신비와 내면의 세계를 경험한다.

이것은 행한 크리야의 영향에서 오는 것이다. "크리야Kriya 수행 후, 숨이 사라지고 생각이 가라앉은 상태에서 내면의 순수 자각'Sthirata', 무념에 들어가면, 그것이 바로 빠라바스타Paravastha이다.

빠라바스타Paravastha는 초월적인, 궁극의 궁극의 의식 상태, 또는 최고의 무아 상태이다. 때로는 숨 쉬지 않음에도 생명이 유지되는 상태에 이르게 되고, "나"라는 느낌이 완전히 사라지고 존재 자체만 남게 된다. 이러한 가운데 마음의 본질에 대한, 그리고 이 세계의 실재에 대한 체득적인 앎이 얻게 된다.

빠라바스타라고 불리는 이 시간 동안에 크리야 수행자는 다른 신성의 지식을 받게 된다. 크리야 수행자가 깨달은 요기가 되면 마음의 이러한 단계는 항구한 것이 된다. 그때 그는 이 우주에 존재하는 모든 것의 창조와 유지 허물어짐을 직접적으로 경험하고 매우 행복함을 느끼게 되고 슬픔으로부터 자유롭게 된다.

빠라바스타는 크리야 쁘라나얌후에 호흡이 매우 미세해진 상태에서 무호흡에 가까운 상태에 이르게 되면 침묵으로 '머무는 자'로 존재하며 일체의 유위有爲 없이 꾸따스타에 의식을 둔 채로 실재에 잠기는 것이다.

지혜의 성취

진실한 믿음이 있고 아상我相을 내려놓는 헌신을 알며, 자신의 감관을 잘 다스리는 사람은 궁극적 앎인 지혜를Vijñāna 얻는다. 그 지혜를 얻으면 머지않아 그는 지고의 평안에 이른다. － 바가바드기따 4:39 －

감관을 조율하며 감각에 끌려가지 않고, 겸손의 마음으로 크리야를 수행하며, 크리야 빠라바스타-명상에 잠긴다. 그리하면 시간의 흐름에 따라, 곧. 내가 붙잡고 있던 것들이 "나라고 할만한 것과 내 것이라고 할만한 것이 없다는 것"의 지혜를 성취한다.

그 지혜는 실재를Real-self 깨닫게 하고 내적인 평화와 자유에 이르게 한다.

빠라바스타는 자신이 순수의식으로 앉아 있는 것이다. 순수의식으로서 바라보는 자Seer 이기도 하고 동시에 존재하는 그 대상이기도Sat chiit 하다. 바라보는 자도, 바라보는 대상과 사라지고 하나로 녹아든다. 여기서 깊은 지혜의 요가가 일어나고, 말들을 넘어 있는 지고의 선禪이 꽃핀다.

9. 근원으로의 회귀

앞에서 꾼달리니는 근원으로으 회귀라고 라히리 마하사야께서 말했다. 아갸에서 시작해서 물라다라까지, 아갸, 비슛다, 아나하따, 마니뿌르, 스와디스타나 그리고 물라다라까지 여섯 짜그라가 있다. 이것들은 의식이 그것의 기원으로부터 내려가서 최종적으로 물라다라에 이르는 직렬 방식으로 생성되며 물질적 세계에 섞이는 것이다.

그러기에 물질세계에 깊게 애착의 의식이 뿌리박혀 있다. 이 몸과 생각 감정을 나와의 동일시에 익숙해졌다. 근원으로의 회귀는 자신의 참본성을 깨닫는 것이고 그 의미있는 중심 지점이 꾸따스타이다.

만약에 우리가 그 기원Origin의 장소에 도달하기를 원한다면, 물라다라에서 시작해서 쭈욱 아갸 짜끄라에 이르도록 같은 경로를 올라가야 한다.

의식을 그것의 근원으로 돌아가게 하는 수행을 하지 않은 사람들은, 일시적이고 안정되지 않은 이 세상에서 오감Five Senses에서 유래된 일시적인 즐거움으로 자신들을 바쁘게 하고 이 삶을 낭비하고 있는 것이다. 그들은 니르바나Nirvana의 신성한 행복을 결코 얻지 못할 것이다. 그들이 인도하는 삶은 가련하고 때로는 자신의 의사와 관계없는 시점에 육체와 마음의 고苦를 경험한다. 그리고, 그것을 생生의 계속되는 순환, 삼사라samsara를 통해 끝없이 반복하고 있다.

그러기에 다시 근원으로의 회귀를 통한 해방에 이르기 위해 깨달음에 이를 필요가 있다. 당신의 삶의 방식을 바꾸는 것은 늦지 않았다. 나은 미래를 위해 크리야요가를 시작함으로써 근원에 이를수 있다. 그것은 우리가 왔던 기원으로 돌아가야 하는 것을 의미하는 것이다.

먼저, 크리야의 지속적인 사다나를 통해 꾸따스타에 이르러 자신의 참본성을 깨닫고, 그것에 대한 깨달음을 얻는다.

크리야로 수슘나를 통하여 물라다라, 스와디스타나, 마니뿌르, 아나하따, 비슛다, 아갸 짜끄라를 통과해서 사하스라에 이른다. 이러한 과정은 훗날 어느날 우리는 정의할 수 없는 무형의 브라흐만과 섞이고 니르바나에 도달하게 된다.

10. 나디Nadis-Channels와 크리야요가의 내면적 구조

나디Nadi는 생명 에너지가 흐르는 미세한 경로이다. 그것은 고무관이나 파이프처럼 속이 비어 있으나, 물질적 눈이나 현미경으로는 볼 수 없는 미세한 통로이다. 그 안을 흐르는 것은 단순한 공기나 피가 아니라, 쁘라나 Prana – 의식의 생명력이다.

요가 경전들은 인간 몸에 72,000개의 나디가 있다고 전하며, 이들은 서로 얽혀 신체, 감각, 지성, 의식 전체를 하나의 통합된 에너지장으로 만든다. 그 중에서도 두 가지 주요한 나디가 중심축을 이룬다. 하나는 척수의 바깥쪽을 따라 흐르는 안나 나디Anna Nadi이고, 다른 하나는 척수의 중심을 따라 상승하는 수슘나 나디Sushumna Nadi이다.

1) 안나 나디Anna Nadi – 생명의 물질적 경로
안나 나디는 "음식의 통로"라 불린다. 그것은 직장에서 시작하여 입까지 이어지며, 음식·물·공기를 받아들이는 물질적 생명의 축이다. 이 나디는 다섯 개의 평행 기관을 지나간다:

목Throat — 　소리의 기관akasha- 공간의 원소
가슴Chest — 　공기의 원소기관vayu
위Stomach — 　불의 원소 기관agni
직장Rectum — 물의 원소 기관
항문Anus — 　흙의 원소 기관

이 다섯 기관은 다섯 원소Tattva의 기반이며, 각각의 작용을 통해 우리가 섭취한 음식은 쁘라나와 결합해 영양 에너지로 전환된다. 그 에너지가 다시 여러 가지 나디를 통해 온몸으로 퍼져 나간다.

라히리 마하사야는 이렇게 설명했다. "안나Anna는 단순한 음식이 아니다. 그것은 지상에서 신성으로 오르는 기초이다. 크리야는 안나에서 시작해 쁘라나로, 쁘라나에서 치따chitta로, 치따에서 아뜨만Atman으로 흐른다."

– 라히리 마하사야 가야뜨리에 대한 주석 –

즉, 물질적 생명과 영적 생명은 분리되지 않는다. 수행자는 자신의 음식과 호흡, 그리고 감각의 흐름 속에서 쁘라나의 정화를 체험해야 한다. 그렇기에 안나 나디를 이해하는 것은 크리야 수행의 첫 걸음이다.

빠라마한사 요가난다는 이렇게 말한다.
"신성한 에너지는 음식에서조차 깃들어 있다. 몸의 세포를 통해 흐르는 것은 단순한 영양이 아니라, 신의 변형된 빛이다. 크리야 요가는 이 빛을 되돌려 천상으로 올리는 과학이다."

– God Talks With Arjuna II:31 –

따라서 안나 나디의 정화는 곧 쁘라나의 정화이며, 쁘라나의 정화는 의식의 정화로 이어진다.

2) 수슘나 나디Sushumna Nadi — 의식의 중심축

두 번째 나디는 척수의 중심부를 따라 흐르는 수슘나Sushumna이다. 이 나디는 인간 내부의 가장 정묘한 통로로서, 척수의 가장 낮은 지점, 즉 물라다라Muladhara에서 출발하여 사하스라라Sahasrara에 이르기까지 곧게 상승한다.

수슘나의 가지들은 몸의 모든 곳으로 퍼지며, 각 차크라의 중심점에서 서로 연결되어 있다. 이곳에서 일어나는 활동들은 모두 의식의 작용이며, 다음과 같은 네 가지 층위를 가진다:

- 마노마야 코샤Manomaya kosha- 마음의 층으로 생각과 감정, 욕망이 작용하는 층이다.

- 비갸나마야 코샤Vijnanamaya kosha- 지성의 층으로 분별과 인식, 통찰이 작용한다.

- 치따Chitta는 사념의 저장소로 과거의 인상과 업karma의 씨앗들이 잠재하는 곳.

- 아난다마이 코샤Anandamaya kosha- 지복의 층이며, 신성의 체험, 삼매 samadhi가 이뤄지는 곳이다.

라히리 마하사야는 암리따 빈두Amrita Bindu에서 이렇게 말씀하셨다.
"숨이 고요해질 때, 바유는 수슘나의 길로 간다. 그때 움직이지 않으면서 움직이는 것이 바로 꿈박kumbhak[29]이다. 이것이 수슘나의 생명이다."
— 라히리 마하사야 암리따 빈두 13 —

이 말은 크리야 요가의 핵심을 드러낸다. 호흡이 정지될 때-무호흡 상태-, 생명 에너지는 수슘나 안으로 회귀한다.

요가난다는 이를 다음과 같이 해석했다.
"크리야는 호흡을 정지시키는 것이 아니라, 그것을 내면화하는 것이다. 숨이 멈춘 듯하되, 생명은 깊은 중심에서 흐른다. 그 흐름이 바로 수슘나의 흐름이며, 영혼이 신과 하나 되는 길이다."
— 요가난다 자서전 26장 —

3) 짜끄라cakra와 나디의 상호작용
수슘나 안에는 다섯 주요 차크라의 중심이 자리 잡고 있다.
비숫다Vishuddha - 정화와 소리의 중심
아나하따Anahata - 사랑과 의식의 중심
마니뿌라Manipura - 의지와 변환의 중심
스와디스타나Svadhisthana - 생명력과 창조성의 중심
물라다라Muladhara - 생명 기반의 중심

---

[29] 꿈박kumbhak은 호흡을 보유하는 것이다. 수련으로 인위적으로 멈추고 보유하는 것과 저절로 멈춤에 이르는 께발라 꿈박이 있다. 크리야에서 강조하는 것은 후자이다.

이 짜끄라들은 단순한 에너지 센터가 아니라, 각기 다른 '크리야의 작용'을 일으키는 의식의 문이다.

수슘나의 특정 지점에서는 마음Manas이 작용하고, 다른 곳에서는 지성 Buddhi, 또 다른 곳에서는 나라는 상ego-Ahamkara, 그리고 깊은 내면에서는 치따Chitta가 작용한다. 수슘나는 따라서 단순한 통로가 아니라 의식의 전 스펙트럼을 잇는 축이다.

"수슘나 안의 모든 것이 신의 놀음이다. 요기란, 이 길 위에서 바유vayu와 마음을 고요하게 하여 '그분의 흐름'을 보는 자이다."

- 라히리 마하사야 -

이 길 위에서 수행되는 것이 바로 크리야 요가Kriya Yoga이다. 크리야는 단순히 호흡 기술이 아니라, 나디의 정화와 의식의 상승을 동시에 일으키는 과학적 방법이다.

"크리야 요가는 인간의 척수를 신의 전류로 바꾸는 방법이다. 수슘나를 따라 오르는 쁘라나는 영혼이 신으로 되돌아가는 전류이다."

- 빠라마한사 요가난다 God Talks With Arjuna II:49 -

4) 두 나디의 상호관계 – 내면과 외면의 회합

라히리 마하사야는 인간의 두 나디를 내적 통제Gyanendriyo와 외적 작용 Karmendriyo의 상징으로 설명했다. 내부의 '갸안 나디Gyan Nadi-지성의 나디'는 외부의 '까르멘드리요Karmendriyo, 행위의 기관'에 명령을 내리고, 외적 나디는 그 명령에 따라 움직인다.

즉, 의식이 행위를 지배하고, 행위가 다시 의식을 정화하는 순환이 일어난다. 요가난다는 이 순환을 "내면의 전류와 외면의 전류의 회합"이라 부르며, 이렇게 덧붙였다.

"내면의 전류가 신으로 향하고, 외면의 전류가 세계로 향한다. 요기의 길은 두 전류를 하나의 빛으로 합치는 길이다."

— 요가난다, The Science of Religion —

이 회합이 이루어질 때, 안나 나디와 수슘나 나디는 서로를 완성시킨다. 물질적 생명Anna은 의식의 생명Prana을 통해 신성으로 승화되고, 의식의 생명Prana은 물질적 생명을 통해 세상 속에 표현된다.

그리하여 크리야 수행자는 알게 된다. "나디는 단지 몸의 통로가 아니라, 신성의 통로이다."

나디의 인식은 곧 내면의 인식이다. 요가는 몸의 비밀을 넘어, 에너지와 의식의 실체를 밝히는 과학이다. 나디들은 그 학문의 신경계이며, 크리야 요가는 그 신경계를 통해 '숨 없는 숨'의 경지로 나아가게 한다.

수슘나가 깨어나고 그 안의 쁘라나가 고요히 흐를 때, 존재는 '움직이지 않으면서 움직이는 존재', 곧 아뜨만Atman을 체험한다.

"수슘나의 문이 열리면, 숨은 신의 소리로 바뀌고, 그대는 그 소리를 들을 것이다. 그때 수행은 끝나고, 존재만이 남는다."

— 라히리 마하사야 —

11. 소리Nāda와 빛Jyoti의 여정

크리야 요기의 길에서, 수행이 정화되고 프라나가 수슘나Sushumna Nadi를 따라 상승하기 시작하면, 수행자는 점차 소리Nāda의 영역에 들어가게 된다. 이 소리는 물리적인 귀로 들리는 것이 아니라, 꾸따스타Kutastha,-영적 중심에서 들리는 내면의 진동이다.

그것은 처음에는 바람처럼 미세하고, 이후에는 불·물·공기의 본질을 상징하는 다양한 음으로 변화한다. 이 과정은 곧 쁘라나의 상승이 의식의 상승으로 변하는 신비한 과정이다.

"내면의 소리는 바람의 언어다. 쁘라나가 수슘나로 들어가면, 그대는 신의 호흡이 일으키는 소리를 듣는다. 이 소리를 듣는 자는 외부의 세계에서 벗어나 내부의 진동속으로 들어간다."

- 라히리 마하사야, 암리따 빈두 -

따라서 크리야 수행의 초점은 언제나 아갸 짜끄라Ajña Cakra, 즉 꾸따스타의 중심에 있어야 한다. 왜냐하면 아갸는 모든 짜끄라와 연결된 의식의 교차점이며, 거기서 흐르는 빛과 소리가 하위 짜끄라들의 작용을 인도하기 때문이다.

1) 아갸 짜끄라와 소리의 첫 인식 — "가르… 가르…"
수행자가 마음을 꾸따스타에 고정하고 크리야를 행할 때, 하위 차크라들에서 "가르… 가르…" 혹은 "후우우…" 같은 바람의 소리가 들린다. 이것은 쁘라나가 수슘나를 통해 빠르게 상승할 때 생기는 바유 타뜨바Vayu Tattva, 바람의 원소의 진동이다.

이 진동은 처음에 아갸 짜끄라에서 느껴지고, 이후 점차 아래의 차크라로 반향된다.

"크리야의 진동이 척수를 따라 오를 때, 요기는 신성한 소리를 듣는다. 그것은 '생명의 전류'가 물질을 통과하며 내는 우주의 송가頌歌이다."

— 요가난다 God Talks With Arjuna II:58 —

이 첫 소리는 단순한 음이 아니라, 쁘라나가 내면으로 회귀하는 신호이다. 수련자는 이 소리를 쫓아 들어가야 하며, 그 소리의 중심으로 마음을 모아야 한다. 소리를 따라 들어가면, 그 안에서 또 다른 소리들이 일어난다.

라히리 마하사야는 이를 "나드 안의 나드", 즉 나디의 진동이 만들어내는 신의 음성이라 했다.

2) 마니뿌라의 불빛과 비나Veena의 음
소리의 중심으로 들어가면, 밝은 빛이 나타난다. 그 빛은 불의 본질, 즉 아그니 타뜨바Agni Tattva이다. 그 빛이 타오르는 곳은 마니뿌라 짜끄라Manipura Cakra이다. 그곳에서 수행자는 인도의 고대 악기 비나Veena의 음과 같은 미묘한 진동음을 듣는다.

"빛과 소리는 한 근원이다. 비나의 음은 불 속에서 깨어난 신성의 소리이며, 이 소리를 듣는 자는 자신의 영혼이 불꽃처럼 타오르는 것을 본다."
- 빠라마한사 요가난다 Autobiography of a Yogi, Ch. 26 -

이때 수행자는 단순히 소리를 '듣는' 것이 아니라, 그 소리 속으로 '들어가는' 법을 배워야 한다. 마음을 그 진동에 녹여 넣으면, 곧 소리는 종Bell과 같은 장대한 울림으로 변한다.

이때 수련자의 내면에는 전기적 힘, 즉 정화된 쁘라나의 전류가 강하게 흐르기 시작한다.

3) 비슛다의 천둥소리와 하강의 시작

이 전류는 곧 수행자를 비슛다 짜끄라Vishuddha Cakra로 이끈다. 그곳에서 들리는 소리는 천둥Thunder과 같다.

요가난다는 "비슛다는 하늘의 문이며, 천둥은 신의 음성이다."라고 했다. 이때 수행자는 우주적 진동, 옴OM의 현현을 직접 체험한다.

"옴OM은 소리들의 아버지이다. 바람의 소리가 그대에게서 사라지고, 남는 한 음이 '옴'이다. 그때 마음은 더 이상 위로 오르지 않고, 스스로 고요해진다."
- 라히리 마하사야, 가야뜨리 기따 주석 -

비슛다에 이르면 바람의 에너지는 완전히 약화되고, 더 이상 상승하지 않는다. 이제 그 에너지는 내면의 순환을 따라 하강하기 시작한다.

수행자는 스와디스타나Svadhisthana로 내려가면서 플루트의 부드러운 선율을 듣게 된다. 이때 느껴지는 감정은 깊은 평화와 행복Ananda이다.

4) 스와디스타나의 멜로디와 물라다라의 포효
스와디스타나에서는 창조적 에너지가 물의 성질로 변하여 흐른다. 여기서 들리는 플루트의 음은 생명의 흐름, 즉 쁘라나의 유동성, 물의 흐르는 성질을 상징한다. 요기는 이 소리를 들으며 감정적 평화를 경험한다.

그 평화는 곧 내적 순환의 완성, 즉 쁘라나가 다시 물라다라Muladhara로 회귀하기 전의 고요이다. 마침내 쁘라나가 물라다라에 도달하면, 그곳에서 야생 코끼리의 포효 같은 깊은 울림이 들린다. 이것은 지구의 근원적 진동Earth Element이다.

그 순간, 마음은 압도적인 기쁨과 황홀 속으로 들어가며, 수행자는 자신의 생명력이 다시 근원으로 돌아감을 느낀다. 그러나 그 환희는 오래 지속되지 않는다. 짧은 시간 후, 마음은 다시 불안정해지고, 의식은 다시 외부 세계로 향한다. 이것은 프라나가 다시 외향적으로 흐르기 시작했음을 의미한다.

5) 나드의 단계와 꾸따스타의 중심
수행자는 물라다라부터 비슛다까지의 여정에서 다양한 내적 소리들을 경험한다: 바람소리Vayu, 비나의 소리Agni, 종의 울림Akasha, 천둥소리 Aetheric vibration, 플루트의 음Water elements, 코끼리의 포효Earth

이 모든 소리는 꾸따스타의 중심에서 시작되고, 다시 꾸따스타로 돌아간다. 수행자가 이러한 소리를 들을 때, 마음은 그 진동의 매혹 속으로 젖어든다.

"소리 자체에 머무르지 말라. 그대가 듣는 모든 소리는 문이다. 문에 머무르면 길을 잃는다. 문을 지나, 문 없는 곳으로 가라."

- 라히리 마하사야 -

"나드의 아름다움에 취하지 말라. 그것은 신으로 가는 다리일 뿐이다. 그대가 진정한 'OM'의 중심에 들어가면, 모든 소리가 침묵으로 변한다."

- 요가난다 God Talks With Arjuna II:59 -

듣게 되는 소리에 취하지 않고 평정한 의식으로 향하게 되면 사마디로 연결된다. 이 '침묵 속의 소리', 즉 '나다 빈두Nada-Bindu', 그것이 바로 사마디Samadhi의 문턱이다. 그곳에서 존재는 더 이상 '듣는 자'도 아니고 '소리'도 아니다. 오직 진동하는 존재 자체, "존재함"만이 남는다.

6) 나다nāda의 실현은 쁘라나의 귀향

크리야 요가는 단순한 호흡 행법이 아니다. 그것은 쁘라나가 바깥으로 흐르던 길을 되돌려, 수슘나를 통해 근원으로 돌아가는 순환의 과학이다.

이 여정 속에서 수행자는 소리nāda를 통해 에너지의 상승을 체험하고, 빛Jyoti를 통해 의식의 각성을 경험한다.

"숨이 고요해질 때, 소리가 들린다. 그 소리가 사라질 때, 빛이 나타난다. 빛이 사라질 때, '그분'만이 남는다." 　　　　-라히리 마하사야 -

"요기의 길은 소리의 시작에서 침묵의 끝으로 가는 길이다. 크리야의 진동 속에서 신의 목소리를 들을 때, 너는 네가 그분임을 알게 된다."

— 요가난다 자서전 Autobiography of a Yogi, Ch. 26 —

따라서 나다nāda의 체험은 크리야 수행의 성숙을 알리는 징표이며, 그것은 단순히 감각적 현상이 아니라, 쁘라나가 신의 중심으로 회귀하는 증거이다. 그때 수행자는 비로소 알게 된다.

"모든 소리는 하나의 소리이며, 모든 진동은 한 분의 존재로부터 왔다."

12. 까르마Karm란 무엇인가

까르마Karma란 단순히 "행위"을 의미하는 것이 아니라, 의식과 에너지의 결합에서 비롯된 모든 파동을 뜻한다. 그것은 단지 물리적인 행위만이 아니라, 생각·감정·의도 또한 포함한다. 크리야 요가의 관점에서 까르마는 '호흡과 마음의 결합이 의식 속에서 에너지를 일으키는 과정'이며, 이것이 외부 행위로 나타날 때 우리는 세상 속에서 "행위자doer"로서 존재하게 된다.

물질적 욕망과 감각이 서로 연결될 때 까르마는 일어난다. 이 연결이 깨달음의 방향으로 정화되어 있을 때, 그것을 선善이라 한다. 즉 해방을 돕는 흐름이 되는 것을 선이라 하는 것이다. 지혜의 관점에서는 단순히 이분법적으로 선과 불선을 나누지 않는다. 반대로 그 연결이 감각적 쾌락, 이기적 욕망, 집착의 방향으로 흐를 때 그것은 불선不善이라한다. 존재의 평화로움과 해방에 도움이 되지 않는 결박의 것을 불선이라 한다.

"모든 행위는 본성Guna의 작용이다. 무지한 이는 '내가 한다'고 생각하나, 지혜로운 이는 구나가 구나 위에서 작용함을 본다."
- 바가바드 기따 3:27 -

요가의 언어로 말하면, 까르마는 단순히 누적된 것의 원인과 결과를 말하는 것이라기 보다, 쁘라나prana가 의식 속에서 어떻게 사용되고 있는지를 보여주는 거울이다. 행위karma가 무의식적 욕망에서 비롯될 때 쁘라나는 외부의 대상들로, 감각 기관으로 새어나가며 그 결과로 번뇌의 원인은 커진다. 그러나 행위가 의식적인 인식과 내면의 평정 속에서 수행될 때, 쁘라나는 척추 속, 수슘나Sushumna를 따라 상승하며 그 에너지는 해방을 향한다.

이것이 크리야 요가의 수행에서 "행위를 요가화하는" 핵심이다.

사람은 여러 이유로 행위를 수행한다. 어떤 이는 명성, 재물, 인정받음, 혹은 감각적 만족을 위해, 또 다른 이는 의무감이나 두려움 때문에 행동한다. 그러나 지혜로운 이는 자신의 근원이고 참본성인 '신을 향한 행위'–즉 행위의 요가Karma Yoga를 선택한다. 그는 결과에 집착하지 않고, 자신의 행위를 신에게 봉헌함으로써 까르마의 사슬을 끊는다.

빠라마한사 요가난다는 이렇게 말한다. "결과에 대한 기대와 애착이 사라질 때, 행위는 순수한 크리야가 된다. 그것은 신의 에너지가 인간을 통해 흘러가는 행위다."

1) 세 가지 유형의 까르마

- 과거로부터 익은 까르마Prarabdha Karma -

이것은 우리가 태어나기 이전의 생애에서 온 까르마로, 이미 성숙하여 현생에서 반드시 경험하게 되는 결과들이다. 우리의 현재 환경, 몸, 가족, 심지어 성격의 경향성까지 여기에 포함된다. 크리야 수행자는 이것을 피하려 하지 않는다. 대신 의식적 호흡과 내적 평정으로 그것을 태워 없앤다.

라히리 마하사야는 말했다.
"쁘라랍다Prarabdha는 불길 속의 버터와 같다. 크리야의 불이 활활 타오를 때, 그 까르마는 연기로 사라진다."

- 저장된 까르마 Sanchita Karma -

이는 아직 무르익지 않은, 결과가 발생하지 않고 저장되어 있는 모든 까르마다. 이들은 우리의 '치따Chitta, 무의식적 마음' 속에 잠재된 씨앗으로 존재하며, 적절한 조건이 갖추어질 때 발현된다. 크리야 요가는 이 저장된 까르마의 씨앗을 쁘라나의 흐름을 정화함으로써 태워버리는 과학이다.

각 호흡이 내면의 불길Agni로 작용하여, 과거의 잠재 인상Samskara을 서서히 정화한다.

- 현재로부터 미래에 주어질 까르마 Agami Karma -

이것은 우리가 지금 행하는 행위로 인해 미래에 형성되는 까르마다. 그러나 크리야 요가 수행자는 "아까르마Akarma" 즉, 결과에 대한 머뭄이 없는 상태에 가까워질수록, 새로운 까르마를 거의 만들어내지 않는다. 왜냐하면 그는 행위자는 신이며, 나는 단지 그 도구임을 아는 자이기 때문이다.

이 세 까르마는 모두 세 가지 구나Guna, 사뜨바Sattva, 라자스Rajas, 따마스Tamas의 영향 아래에 있다. 구나는 물질과 의식의 성질을 형성하는 근본적 세 힘이다.

"행위의 불길 속에서 모든 까르마가 타버릴 때, 그는 지혜로 빛나는 자라 불린다."　　　　　　　　　　　　　- 바가바드 기따 4:19 -

2) 까르마, 비까르마, 아까르마

- 까르마 Karma -

크리야 요가에서 까르마는 단순히 행위를 뜻하지 않는다. 그것은 쁘라나(생명력)이 특정한 의도와 결합하여 흐르는 방향이다. 라히리 마하사야는 "진정한 까르마는 쁘라나야마 pranayam 안에서 신을 향한 내적 행위"라고 하였다.

즉, 우리가 수슘나의 브라흐마 나디 Brahma Nadi를 따라 쁘라나를 올리고, 내면의 소리를 통해 신성한 의식을 깨울 때, 그것이 가장 높은 형태의 까르마다. 이 행위는 외적인 동작이 아니라 의식적 에너지의 변환이다.

- 비까르마 Vikarma -

비까르마는 우리가 출생 후 물질 세계에 참여하며, 감각적 욕망과 집착에 의해 행동할 때 나타난다. 이러한 행위는 현재와 미래의 결과를 낳으며, 존재를 계속 윤회의 그물에 묶어둔다. 라자스 구나의 영향이 강할 때 비까르마가 자주 발생한다. 그러나 요기는 이 비까르마를 인식의 빛 속에 비추어 정화한다. 매번의 크리야는 비까르마적 행위를 초월하는 "내면의 정화 행위"로 작용한다.

"무지로 인해 '나는 행위자다'라고 믿는 자는 결박된다."
- 바가바드 기따 5:8 -

"비까르마는 호흡이 산만할 때 일어난다. 숨이 고요해지면 까르마는 사라진다."
                                              - 라히리 마하사야 -

- 아까르마 Akarma -

아까르마는 단순히 아무것도 하지 않는 상태가 아니다. 그것은 행위가 이루어지되, 그 행위의 결과에 대한 '나의 것'이라는 의식이 완전히 사라진 상태이다. 마음이 완전히 평온해지고, 쁘라나와 아쁘라나가 하나로 섞여 스스로 평정된 상태–이것이 아까르마다.

"바가바드 기타'에서 끄리슈나는 "행위 가운데 무행위를 보고, 무행위 가운데 행위를 보는 자가 참된 요기"라고 하였다. 크리야 요기에게 이 말은 실재적 체험이다. 숨이 고요할 때, 그는 아무 행위도 하지 않지만, 내면의 에너지는 가장 거대한 행위를 하고 있다. 그것은 신과의 합일이라는 창조적 행위이다.

"행위 속에서 무행위를 보고, 무행위 속에서 행위를 보는 자는 지혜로운 자라."
− 바가바드 기따 4:18 −

"그대가 숨을 멈출 때, 신은 그대 안에서 모든 행위를 하고 계신다."
− 빠라마한사 요가난다 −

3) 까르마의 결과와 그 작용

우리가 까르마를 만들 때, 그 에너지는 치따 Chitta에 인상으로 저장된다. 이것이 다시 감각, 습관, 성격으로 나타나며 미래의 상황을 형성한다. 크리야 요가의 목적 중 하나는 이 치따를 정화하여, 쁘라나가 순수하게 흐르도록 하는 것이다.

까르마의 결과는 두 가지로 나뉜다. 우리가 현생에서 경험할 수 있는 가시적 결과, 죽음 이후에 나타나는 미세한 결과이다. 요가 행자가 크리야를 통해 의식의 척추-수슘나를 정화하고 꾸타스따Kutastha, 아갸 차크라의 빛을 체험할 때, 그는 이 두 결과의 뿌리를 초월한다. 그때부터 까르마는 여전히 발생하지만, 그를 결박하지 않는다. 그는 마치 하늘에 비친 구름처럼 행위를 목격하지만, 그 속에 휘말리지 않는다.

"요가는 마음의 작용의 평정이다.." - 요가수뜨라 I:2 -
"그 마음의 작용은 과거 까르마의 흔적이다."
　　　　- 스와미 스리 육떼스와르 -

4) 구나와 지성Buddhi의 작용
세 가지 구나-사뜨바, 라자스, 따마스-는 모든 까르마의 근본 동인이다. 따마스 구나가 지배할 때, 의식은 혼탁하고 게으르며 행위는 무지 속에서 일어난다. 그 결과는 혼란과 슬픔이다.

라자스 구나의 영향 아래서는 열정과 욕망이 행동을 이끈다. 행위는 왕성하지만, 결과에 집착하므로 불안과 갈등이 따른다. 사뜨바 구나가 우세할 때, 마음은 맑고 지성은 신을 향한다. 행위는 의무로서, 헌신으로서 수행되며, 그 결과는 평화와 내적 기쁨이다.

지성Buddhi은 마음이 어떤 까르마를 행해야 하는지를 결정하는 힘이다. 수행자는 라자스의 추진력을 이용해 따마스의 무지를 극복하고, 그 위에서 사뜨바의 밝음을 유지해야 한다. 그러나 궁극적으로는 사뜨바조차 초월해야 한다. 그것은 "구나의 저편Gunatita"의 상태, 즉 순수의식Atman으로 머무는 것이다.

"사뜨바는 빛을 주고, 리자스는 욕망을 일으키며, 따마스는 무지를 일으킨다."
　　　　　　　　　　　　　　　　　　　　　　　　- 바가바드 기따 14:6-8 -

"크리야의 상승은 구나를 초월하는 과정이다. 사뜨바의 평화마저 초월하여, 순수한 의식만이 남는다."　　　　　　　　- 빠라마한사 요가난다 -

크리야 요가의 정화된 쁘라나가 척추를 따라 상승할 때, 구나의 얽힘은 점차 느슨해지고, 지성은 본래의 빛으로 회복된다. 그때 수행자는 '나'가 행위자라는 감각이 사라진 순수한 의식 속에서, 모든 까르마의 근원을 초월한다.

요약하자면, 까르마는 외적 행위가 아니라 의식의 흐름이 에너지를 어떻게 운용하느냐의 문제이다. 크리야 요가는 그 에너지의 과학이다. 호흡과 마음이 하나로 정지할 때, 새로운 까르마의 씨앗은 더 이상 뿌려지지 않는다.

"그때의 행위는 아까르마다 - 행위 없는 행위,
그때의 요가는 브라흐만의 까르마다 - 신 자신이 행하는 크리야이다."

"그는 아무것도 하지 않으면서 모든 것을 행한다."
　　　　　　　　　　- 바가바드 기따 5:8 -

"그의 호흡은 정지하고, 신의 바람만이 그 안에서 분다."
　　　　　　　　- 라히리 마하사야, 기따 주석 -

13. 오대Five elements의 초월 – 미묘에서 극미로 가는 크리야

1) 감각과 미묘함의 법칙

대상의 미묘함은 다섯 감각 중에서 얼마나 많은 감각들이 그 대상을 알 수 있는가에 달려 있다. 감각이 많이 작용할수록 대상은 거칠고, 감각이 줄어들수록 대상은 점점 더 미묘해진다.

- 흙Earth의 요소는 눈, 귀, 코, 혀, 촉의 오감 모두에 의해 인식된다. 즉, 색·소리·냄새·맛·감촉을 지닌다. 따라서 가장 거친 요소이다.
- 물Water의 요소는 네 감각–눈, 귀, 혀, 촉–으로 인식된다. 물은 흙보다 미묘하며, 형체는 있지만 고정되지 않는다.
- 불Fire의 요소는 은 세 감각–눈, 귀, 촉–으로 인식된다. 물보다 미묘하고 더 가볍다.
- 바람Air의 요소는 귀와 촉으로만 알 수 있다. 소리와 움직임으로 존재하며 불보다 미묘하다.
- 하늘Space, Akasha의 요소는 오직 귀로만 인식된다. 소리만이 그 속성이다. 공간은 바람보다 훨씬 미묘하며, 존재하는 모든 것을 품는다.

그런데 마음Manas은 다섯 감각 중 그 어느 것으로도 알 수 없다. 그것이 마음이 하늘보다도 더 미묘하다는 이유이다. 마음보다 더 내적인 것은 지성Buddhi, 치따Chitta, 그리고 순수의식Atman이다. 마음은 감각의 왕이며, 감각을 통제하면 마음을 제어하게 된다. 그러나 마음이 남아 있는 한, 그 미묘함의 극점인 신Brahman의 깨달음에는 이를 수 없다.

빠라마한사 요가난다는 이렇게 말한다.

"물질이 감각의 영역이라면, 마음은 그보다 미묘한 에너지의 영역이다. 그러나 쁘라나가 마음을 초월할 때, 의식은 신의식God cocnsciousness으로 들어간다."

2) 미묘함의 단계와 에너지의 힘

미묘한 것은 항상 거친 것보다 더 강하다. 물은 흙보다 미묘하여, 흙을 깎고 움직인다. 불은 물보다 미묘하여, 물을 증발시킨다. 바람은 불보다 미묘하여, 불을 꺼뜨리거나 더 크게 한다. 하늘은 바람보다 미묘하여, 그 모든 것을 품고도 제한받지 않는다.

이와 같은 비율로 참본성Atman은 마음보다 훨씬 미묘하고 강력하다. 라히리 마하사야는 말하였다. "미묘할수록 힘은 커진다. 쁘라나가 미묘해질수록 신성한 힘이 깨어난다. 따라서 요가의 길은 거친 것에서 미묘한 것으로, 미묘한 것에서 극도로 미묘한 것Parama-Sukshma으로 나아가는 과정이다. 크리야요가는 바로 그 여정이다.

3) 척추와 쁘라나 — 행위의 상징

행위Karma의 영역에서 척추Spine는 활Bow에, 쁘라나Prana는 화살Arrow에, 눈썹 사이의 꾸따스타Kutastha는 과녁Target에 비유할 수 있다. 오랜 기간 크리야 수행을 지속하면 쁘라나는 점점 더 미묘해지고, 집중된 힘을 갖는다. 화살처럼 정화된 쁘라나는 꾸따스타를 뚫고, 그 너머의 헌신Devotion과 신성의 영역으로 들어간다.

그러나 아갸 짜크라Ājñā Chakra를 관통한 이후에는 과녁이 변한다. 이제 우리는 개인의 마음이 아닌 브라흐만Brahman 그 자체를 향하게 된다. 이때 화살은 개인 영혼(Jiva)이고, 활은 쁘라나, 즉 옴OM이 된다.

"당신의 호흡은 화살이며, 그대의 의식은 활이다. 그리고 신은 과녁이다. 모든 화살이 그분에게 닿을 때, 더 이상 반동이 없다."

- 크리야 따뜨와Kriya Tattwa, 라히리 마하사야 -

크리야의 깊은 단계에서는 수행자가 자신을 신 안으로 녹여버린다. 좌우, 위아래, 안팎의 구분이 사라지고, 모든 방향이 사라진 그 중심에는 단 하나의 목표만이 있다—브라흐만으로의 귀의歸依이다.

4) 미묘함의 계층 - 오대五大의 내면적 구조

크리야 요가는 미묘한 단계로 점진적으로 들어가는 과학이다. 하나의 흙 분자에 10개의 물 분자가 있고, 하나의 물 분자에는 10개의 불 분자가, 하나의 불 분자에는 10개의 바람 분자가, 하나의 바람 분자에는 10개의 하늘 분자가 있으며, 하나의 하늘 분자에는 10개의 브라흐만 요소Brahmic particle 이 있다고 한다.

즉, 갈수록 에너지의 진동수는 높아지고 감각적 인식은 사라지며, 의식은 미묘한 세계로 들어간다. 이 비율적 상승은 바로 쁘라나의 주파수 상승이다.

흙의 진동은 느리고 무겁다. 물은 흐름과 감정을 갖는다. 불은 변형과 의지를 상징한다. 바람은 움직임과 생명을, 하늘은 존재와 의식을 나타낸다.

크리야 수행자는 이 다섯 단계를 통해 점점 더 미묘한 진동으로 나아가며, 마지막에는 감각의 근원인 마음마저 초월한다.

5) 짜크라를 통한 미묘함의 체험

크리야 수행의 상승 여정은 물라다라Muladhara에서 사하스라라Sahasrara까지의 여정이다. 각 짜크라는 오대五大와 하나씩 연결되어 있으며, 수행자는 쁘라나를 수슘나Sushumna를 따라 올리며 각 요소의 본질적 지식을 얻게 된다.

각 짜크라에서 마음은 점점 더 미묘해지고, 그 원소의 성질과 하나가 된다. 수슘나를 통해 마음과 쁘라나가 상승할 때, 감각은 점차 멈추고, 마음은 감각의 주인에서 순수의식의 도구로 전환된다.

> "마음이 수슘나 속에서 완전히 정지할 때, 감각의 다섯 문은 닫히고, 오직 신의 문이 열린다."   － 라히리 마하사야 기따 주석 －

6) 브라흐만과 의식의 하나 됨

사하스라라Sahasrara에서 마음은 극도로 미묘해지고, 하늘보다 열 배 더 미묘한 브라흐만 요소와 하나가 된다. 그때 수행자는 더 이상 '오대의 세계' 안에 있지 않다. 이 상태는 요가난다가 기따 주석서[30])에서 말한 "초월적 사마디Para Samadhi", 즉 의식이 완전히 신성의식으로 융합된 상태이다.

> "그때 요기는 빛을 보는 자가 아니라 빛 그 자체가 된다. 듣는 자가 아니라 진동 그 자체가 된다."   － 바가바드기따 , Vol.2, p.1203 －

---

30) 바가바드 기따 주석서 God Talks with Arjuna. 빠라마한사 요가난다

그것이 곧 해방Moksha, 혹은 까이발야Kaivalya, 완전한 하나 됨이다.

7). 크리야의 미묘화 - 의식의 정화

감각의 작용이 줄어들수록 의식은 미묘해진다. 쁘라나가 미묘해질수록, 행위는 정화되고 의식은 상승한다. 각 짜크라에서 원소적 인식이 정화되며, 마지막에는 브라흐만과 하나 된다.

마음이 완전히 미묘화되면 감각은 사라지고, 남는 것은 "존재 그 자체"이다. 크리야요가는 이 모든 과정을 체계적으로, 과학적으로 수행하게 하는 길이다. "크리야Kriya는 감각의 세계를 초월하여, 마음을 브라흐만의 파동과 하나 되게 하는 과학이다.

"숨이 정지할 때, 그대는 더 이상 오대five elements를 통해 보지 않고, 신의 눈으로 본다."

― 빠라마한사 요가난다 ―

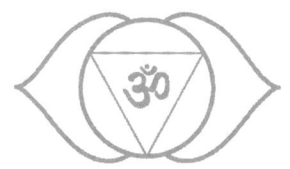

4

크리야요가

라히리 마하사야의 가르침

요가의 화신Yoga Avatar
라히리 마하사야의 향기

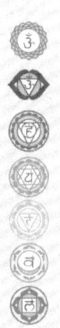

Om Namah Bhagavate Vasudevaya
옴~ 저의 신성한 본성인 당신 끄리슈나Vasudeva께
경배를 드립니다.

Ⅰ. 라히리 마하사야 지혜의 서신집 Garland of Letters

편지를 통해서 가르침을 전한 모음집 Garland of Letters은 라히리 마하사야께서 제자들과 주고 받은 편지들을 모은 것이다. 그 편지들에는 가장 근접한 라히리 마하사야 가르침의 원형이 숨쉬고 있으며, 크리야 요가 수행의 실제적 지침과 내적 체험을 담고 있다.

각 편지는 단순한 교훈이 아니라, 쁘라나, 마음, 호흡, 내적 진동, 자세 등 수행의 세밀한 통합을 안내한다. 라히리 바바Lahiri Mahasaya는 구루를 외적 존재만이 아닌 내적 증인과 안내자로 보며, 수행자가 스스로 자각하도록 이끈다.

편지들의 메시지는 명상적 체험과 철학적 통찰을 함께 전달하여, 독자가 읽고 이해하며 직접 체험으로 옮기도록 돕는다. 수행의 단계를 따라가며 자아 해체, 내적 빛, 사마디, 은밀한 은총까지 심화된 내적 자유에 도달하게 한다. 그 가치와 독창성은, 고전적 요가 전통을 현대 수행자의 삶과 연결하고, 지속적 실천과 내적 청취를 통해 신과의 합일을 체험할 수 있게 하는 점에 있다.

"The letters are not letters; they are living breaths of the Infinite. They were written not to teach, but to awaken." - Lahiri Mahasaya -

라히리 마하사야의 편지Patrabali는 문자적 교훈이 아니다. 그것은 수행자의 내면을 흔드는 쁘라나의 파동이며, 요가의 숨결이 일상 속에서 어떻게 '신의 의식'으로 승화되는가를 보여주는 하나의 살아있는 요가 경전이다.

19세기 인도의 깊은 침묵 속에서, 라히리 마하사야는 요가를 은둔의 산으로부터 일상의 삶으로 불러왔다. 그의 손에서 크리야 요가는 더 이상 출가 수행자만의 전유물이 아니었다. 그것은 집안의 불빛 아래에서, 제가자, 직물을 짜는 사람·문사 모두가 체험할 수 있는 내면적 재생의 행법의 토대가 되었다.

라히리 바바의 제자들은 스승으로부터 기술이 아니라 의식의 방향을 배웠다. 그는 외적 종교보다 내적 변용을 중시했으며, 수행자의 몸과 마음을 관통하는 쁘라나의 통일 Prana-Manas Aikya을 요가의 핵심으로 제시했다.

그에게서 '요가'란 신비가 아니라 자연의 순환 속으로 되돌아가는 내면의 과학이었다. 라히리 마하사야의 편지들은 특정 교리를 설파하지 않았다. 대신, 내면의 바이브레이션과 침묵, 청취와 흡수라는 실천적 언어로 전했다.

"The mind and the breath are not two. When the prana moves, thought arises. When prana is still, the mind dissolves in That."
"마음과 숨은 둘이 아니다. 쁘라나가 움직이면 생각이 일어나고, 쁘라나가 고요하면, 마음은 그 안에서 녹아 사라진다."

이 짧은 구절이야말로 빠뜨라발리 Patrabali 전체를 관통하는 실마리다. 라히리 바바의 모든 가르침은 '숨의 움직임'에서 시작하여 '의식의 해체'로 끝난다. 크리야란 호흡과 생각의 융합, 즉 '쁘라나와 마나스의 합일'이며, 그 결합의 완성은 옴 OM의 내적 진동 속에서 드러난다.

스승의 편지에는 단 한 번도 "철학 체계의 말이 등장하지 않는다. 그러나 그 짧은 문장들 안에는 요가 수뜨라, 우빠니샤드, 바가바드 기따의 핵심 원리들이 응축된 하나의 영적 연금술이 들어 있다.

그분은 언어의 경계를 넘어서, 삶의 행위 하나하나를 "묵상의 공간"으로 바꾸어 놓았다. 요가의 고전에서 수행은 흔히 "사마디에 이르는 길"로 정의된다. 하지만 라히리 마하사야의 편지에서는, 사마디는 먼 목표가 아니라 매순간 수행이 완성되는 장소로 묘사된다.

"Do Kriya not to gain, but to dissolve. The fruit of Kriya is not power, but peace." "크리야를 성취를 위해 행하지 말라. 크리야의 열매는 힘이 아니라 평화이다."

이 '평화'는 단순한 고요가 아니라, 존재 전체가 신의 호흡에 합류하는 상태를 가리킨다. 그곳에서 '나'라는 경계는 숨처럼 흩어지고, 들리는 것은 오직 내적인 옴OM의 울림 속에 무형의 신과의 합일이다.

이것이 그가 말한 니르비깔빠Nirvikalpa 사마디의 의미가 드러난다.- 무분별 의식의 실제적 의미다.

편지의 화환Garland of Letters은 따라서 단순한 서신 모음이 아니라, 각 편지가 수행의 단계와 내적 변용의 순환을 상징하는 경전이다.
그의 말은 늘 반복된다 – "Do Kriya. Do it with love. Remain silent."
이 세 문장은, 요가의 전통 전체를 압축한 듯하다:

그의 제자들, 예컨대 빤차난 바따차리아Panchanan Bhattacharya나 빠라모하난다Paramahamsa Paramahanananda는 이 편지들을 '숨겨진 요가 수뜨라'라 불렀다. 그들의 기록에 따르면, 라히리 마하사야는 한 번도 직접적인 교리를 전한 적이 없었다. 그의 침묵 속에서 제자는 스승의 내면을 '들었다'. 이것이 요가 전승의 침묵의 계보Mouna Parampara 이다.

오늘날 빠뜨라발리Patrabali-Garland of Letters를 읽는다는 것은, 단순히 과거의 편지를 해독하는 일이 아니라, 바바가 남긴 "숨의 흔적"을 다시 호흡하는 일이다.

1. 토대와 정화의 길 The Path of Foundation and Purification

1) 지속적인 수행의 힘 The Power of Steady Practice

"Do Kriya every day, like the rising of the sun. One who practices without interruption will find the current of the Infinite flowing within. The breath itself will teach you – remain faithful to it."

– Lahiri Mahasaya, Garland of Letters –

"크리야를 매일 해라. 마치 태양이 떠오르듯이. 끊임없이 수행하는 자는 무한의 흐름이 자신 안에서 흐르는 것을 알게 되리라. 숨 그 자체가 당신의 스승이 될 것이다 – 그 숨에 충실하라."

꾸준한 수행은 요가의 심장이다. 라히리 마하사야는 '지속적 수행의Abhyasa 행위를 단순한 반복이 아니라 시간을 초월한 행위, 즉 "신의 흐름에 자신을 일치시키는 일"이라고 말하였다. " 수행은 어떤 목표를 향한 진전이 아니라, 하루하루 의식이 동일한 방향으로 흐르도록 훈련하는 과정인 것이다."

라히리 바바는 자주 말했다. "하루를 쉬면, 그 하루의 중심이 무너진다." 이 말은 단순한 규율이 아니라 쁘라나의 물리적 법칙을 가리킨다. 쁘라나는 꾸준함 속에서 질서를 얻고, 그 질서 속에서 마음은 점차 정화된다.

요가의 경전 『요가 수뜨라』는 말한다.
"Abhyasa-vairagyabhyam tan-nirodhah" "끊임없는 수련과 초연함으로 마음의 파동은 제어된다." 스리 라히리 마하사야의 편지들은 이 구절을 삶 속에서 살아 있는 실천으로 보여준다.

라히리 바바가 말하는 '끊임없는 수행'이란, 무리하거나 긴장된 노력의 상태가 아니다. 그것은 자연의 순환과 일치된 리듬, 호흡이 저절로 흐르듯 수행이 저절로 이어지는 상태이다. 라히리 바바는 그 자연스러운 지속을 "크리야의 축복"이라 불렀다.

이 구절은 수행의 '질'보다 '지속'을 중시하는 그의 핵심 태도를 드러낸다. 수행자가 일시적 체험에 머물지 않고, 일상의 하루 속에서 의식의 끈을 잃지 않는 법을 가르친 것이다.

"진정한 요기는 산속이 아니라, 세상 속에서 침묵을 지키는 자다."
여기서 '침묵'은 소리가 없는 상태가 아니라, 쁘라나와 마음이 일치된 내적 균형을 의미한다. 이 균형이 꾸준한 수행을 통해 다져질 때, 실천하는 이의 의식은 스스로 중심을 찾아간다. 따라서 '꾸준함'은 노력의 반복이 아니라, 신의 리듬과 하나 되는 관성의 법칙이다. 하루 한 번의 크리야, 그 한 호흡의 성실함이 결국 무한의 흐름과 맞닿게 한다.

2) 구루와 제자의 관계|The Guru and the Disciple

"Guru is not outside. When the breath becomes pure,
the inner Word of the Guru begins to speak. Do not run here and there;
sit within, and listen. The true Guru reveals Himself in Silence."
　　　　　　　　　　- Lahiri Mahasaya, Garland of Letters-
"구루는 밖에 있지 않다. 숨이 정화되면, 구루의 내적 음성이 말하기 시작한다. 이리저리 찾지 말라. 고요히 앉아, 들으라. 진정한 구루는 침묵 속에서 스스로를 드러낸다."

라히리 마하사야의 가르침의 모음Patrabali에서 '구루'는 인간적 인물만이 아니다. 그는 스승을 '의식의 중심점', 즉 쁘라나의 내적 축으로 보았다. 라히리 마하사야의 편지에서 반복되는 주제는 하나다.

"내적 스승을 발견하라." 이것은 단순한 비유가 아니라 수행의 구체적 지침이다.

숨이 거칠면 마음은 외부의 대상을 향하고, 숨이 고요하면 마음은 안으로 향한다. 그 고요의 지점, 쁘라나가 중심을 찾는 순간, 라히리 바바는 "그대 안의 구루가 말하기 시작한다"고 했다. 이것이 구루와 제자Guru-Shishya' 전통의 독특한 해석이다.

요가 전통에서 구루는 단순한 스승이 아니라, 참'지식-갸나jnana의 빛을 비추는 분'이다. 그러나 라히리의 관점에서 구루는 그 빛을 바깥에서 비추는 존재가 아니라, 수행을 통해 안에서 점화되는 의식의 등불이다.

라히리 마하사야는 제자들에게 이렇게 편지를 보냈다:
"Bow to your Guru every day – not the person, but the Consciousness that breathes within you." "매일 구루께 경배하라. 그것은, 사람이 아니라 네 안에서 숨 쉬는 의식에게 하라." 이 가르침은 스승 숭배를 내면의 숭고함으로 전환시킨 것이다. 그것은 의식적 공명의 관계로 말씀한 것이다.

라히리 마하사야의 가르침처럼, "스승의 호흡은 제자의 심장에 닿고, 제자의 침묵은 스승의 마음에 닿는다." 이것이 그가 남긴 '침묵의 전승Mouna Parampara'이다. 말이 아닌 고요한 가르침의 여운으로 이어지는 전통, 그것이 라히리 마하사야의 진정한 요가 가르침이었다.

이 가르침은 수행자에게 '내면 의식의 확립'과 '내적 청취'의 법칙을 말한다. 그분은 결코 "스승에게 의존하라"고 하지 않았다. 오히려 "스승의 의식을 네 안에서 듣는 법을 배워라"고 했다.

이는 구루의 본질을 '신성한 의식'으로 해석한 것이다. 이러한 관점은 요가난다의 "자서전"에서 이어진다. 요가난다는 라히리 마하사야의 말을 그대로 확장하여 썼다.
"When the devotee's heart is pure, the Guru's voice resounds from within."
구도자의 마음이 순수할 때, 스승의 목소리는 내면에서 울려 퍼진다

이 말은 곧바로 위의 빠뜨라발리Patrabali의 정신을 계승한 것이다.

요가의 길 위에서, 스승은 방향을 보여주는 손가락일 뿐, 그 손끝이 가리키는 곳은 언제나 자신의 심장Hridaya이고, 그곳에 사다나sadhana[31]를 통해 도달한다.

라히리 바바가 말하길, "스승은 사라질 것이고, 남는 것은 숨이다." 그 숨이야말로, 모든 제자의 영원한 스승이다.

---
31) 수행, 정진의 실천을 사다나sadhana라고 한다.

3) 쁘라나와 마음의 일치|Union of Prana and Mind

"Prana and mind are like two rivers, flowing separately yet destined to merge. When breath is consciously guided and mind is inwardly focused, the waters unite in the ocean of Being.

There, the current is gentle, yet all-encompassing. Thoughts no longer rule; only awareness flows. The inner vibration of OM arises spontaneously, and the seeker becomes a witness of the eternal play." - Lahiri Mahasaya, Garland of Letters -

"쁘라나와 마음은 두 강과 같아, 따로 흐르지만 언젠가 합류하도록 운명 지어졌다. 숨이 의식적으로 인도되고, 마음이 내적으로 집중될 때, 그 물은 존재의 바다에서 하나가 된다.

그곳의 흐름은 부드럽지만, 모든 것을 포괄한다. 생각이 더 이상 지배하지 않고, 오직 자각만이 흐른다. 옴OM의 내적 진동이 자연히 일어나고, 수행자는 영원의 놀이를 증인으로 바라본다."

쉬아마차란 라히리 마하사야는 쁘라나와 마음의 일치를 수행의 핵심으로 제시하셨다. 그에게 쁘라나는 단순한 생리적 호흡이 아니다. 오히려 마음의 움직임을 투영하는 정신적 진동이며, 마음이 고요하지 않으면 쁘라나 역시 안정되지 않는다. 라히리 마하사야는 편지에서 여러번 강조했다.

"호흡가 하나 되고, 마음을 고요히 하라." 그 고요 속에서 쁘라나와 마음은 자연스럽게 하나가 된다. 이 통일은 외적 노력이나 겉으로 드러난 행동이 아닌, 내적 집중과 침묵 속에서 저절로 이루어지는 합일이다.

옴OM의 진동이 중요한 이유도 여기 있다. 라히리 마하사야는 옴OM을 단순한 소리가 아닌 내적인 울림과 존재의 공명으로 설명한다. 마음이 정지되고 쁘라나가 중심을 찾으면, 옴OM의 진동이 자연스레 마음과 척추, 그리고 미간의 꾸따스타 중심으로 흐른다.

그 진동 속에서 수행자는 생각을 넘어 존재를 체험하게 된다. 즉, 옴OM은 쁘라나와 마음의 합일을 물리적·의식의 차원에서 이루어지게 한다.

"When prana and mind are one, duality vanishes, and the seeker beholds the Self."
"쁘라나와 마음이 하나가 될 때, 이원성은 사라지고, 수행자는 참본성Self 을 보게 된다."

이 단계는 단순한 호흡법을 넘어선 완전한 내적 체험을 의미한다. 쁘라나가 안정되고 마음이 고요해지며 자아의 경계가 희미해지는 것이다.

이를 크리야적으로 보면, 내적으로 옴OM이 의식의 중심이 미간Kutastha에 자리할 때, 요기는 단순 관찰자가 아니라, 자연스런 경험하는Witness 자으로 존재하는 것이다. 라히리 마하사야께서는 이를 "영원의 놀이Eternal Play"라 고 전했다.

왜냐하면, 마음과 쁘라나가 합일하면 모든 생각, 갈망, 심리적 파동이 단순한 흐름의 일부로 느껴지기 때문이다. 이 상태는 존재가 세계와 분리되지 않은 채, 동시에 모든 것을 초월하는 자리다.

결론적으로, 쁘라나와 마음의 일치는 '토대와 정화의 길'의 핵심이며, 앞으로 이어질 내적 진동, 마하무드라·요니무드라, 침묵 수행의 기반을 만든다. 꾸준한 수행과 내적 구루와 함께, 존재는 이제 내적 울림과 쁘라나의 흐름 속으로 깊이 들어갈 준비가 된다.

2. 내면의 진동과 침묵의 길
The Path of Inner Vibration and Silence

1) 내적인 옴OM과 진동

"OM is not a sound to be heard with the ears, nor a syllable to be uttered with the lips. It is the vibration of the Infinite within, the current which flows when the mind is silent. Let the seeker listen in the stillness of the heart, and the inner temple will awaken."

— Lahiri Mahasaya, Garland of Letters —

"옴OM은 귀로 들리는 소리가 아니며, 입술로 발음하는 음절도 아니다. 그것은 내면의 무한 진동이며, 마음이 고요할 때 흐르는 것이다.
수행자는 마음의 정지 속에서 들으라, 그러면 내적 성전이 깨어날 것이다."

라히리 마하사야는 "옴OM은 단순한 소리가 아니라 존재 자체의 진동이다." 라고 편지에서 반복적으로 강조한다. "마음을 고요히 하고, 숨을 따라가라. 그러면 옴OM이 스스로 들려올 것이다." 옴OM은 쁘라나와 마음의 합일을 확인하는 내적 장치이다.

숨이 안정되고 마음이 고요할 때, 그 진동은 척추, 미간Kutastha, 가슴을 통해 퍼지며 수행자는 내면에서 우주를 유영하는 느낌에 잠기게 된다.

라히리 마하사야는 옴OM을 "듣는 것"으로만 제한하지 않았다. 그는 수행자가 내적인 소리를 '경험'하고 '공명'하는 상태까지 나아가야 한다고 보았다.

즉, 귀로 들리는 소리는 외적 수단에 불과하고, 내적 진동을 체득하는 것이 실제 요가 수행의 목표다.

이 상태에서 존재는 자연스러운 내적 관찰자witness가 된다. 생각, 감정, 심리적 파동은 배경으로 남고, 모든 것이 옴OM의 진동 속에서 흐르는 에너지로 느껴진다.

이 경험은 곧 마하무드라와 요니무드라를 통해서 더욱 깊어지게 된다.

"The sound is within you; it awakens when effort is surrendered, and silence becomes the doorway to God."
"그 소리는 네 안에 있으며, 노력이 항복될 때 깨어난다. 침묵은 신께로 향하는 문이 된다."

라히리 마하사야는 수행자의 내적 세계를 내면의 소리nāda와 바이브레이션의 관찰로 탐구하게 한다. 옴OM의 진동은 마음과 몸의 결합을 넘어, 존재 전체를 진동시키는 내적 악기와 같다. 이때 수행자는 더 이상 '나'라는 의식으로 제한되지 않고, 진동과 함께 무한 속의 증인이 된다.

2) 마하무드라와 요니무드라

"Place the hands and body as taught; let the energy rise along the spine. In Mahamudra, the currents meet, and the Yoni Mudra guides them to the inner center. Silence deepens, and the mind becomes the ocean. Waves of thought subside, and only the Self remains, vast and luminous."

― Lahiri Mahasaya, Garland of Letters ―

"손과 몸을 가르침대로 두라. 에너지가 척추를 따라 오르게 하라. 마하무드라에서는 쁘라나가 만나고, 요니무드라는 그것을 내적 중심으로 인도한다. 침묵은 깊어지고, 마음은 바다가 된다. 생각의 물결은 잦아들고, 오직 참본성Self만이 광대하고 빛난다."

마하무드라와 요니무드라를 라히리 마하사야는 쁘라나의 흐름을 조율하고 의식의 중심으로 모으는 도구로 보았다. 마하무드라는 에너지를 척추를 따라 상승시켜 의식의 통일을 준비하고, 요니무드라는 에너지를 내적 중심Kutastha으로 집중시켜 꾸따스타를 깨우는 무드라로 전했다.

편지에서는 이렇게 강조하시길,

"Do not merely hold the posture; let it merge with breath.
The body becomes the channel, the mind the river,
and prana the current of the Infinite."

"단순히 자세를 잡지 말라; 숨과 하나 되게 하라. 몸은 통로가 되고, 마음은 강이 되며, 쁘라나는 무한의 흐름이 된다."

이것의 의미를 보면, 이 수행은 무드라Mudra가 곧 명상이며, 에너지가 곧 자각임을 가르친다. 수행자가 손과 몸을 가르침대로 두는 순간, 몸과 마음이 분리되지 않고 하나의 통합체로 작용한다. 생각과 감정이 잦아들고, 내적 진동과 옴OM이 자연스럽게 발전해가며, 의식은 고요한 순수의식에 이르게 된다는 의미를 말한다.

라히리맣사야는 이를 단순히 육체적 훈련이 아니라, "수행자가 스스로의 신성과 조우하는 방법"이라 명시했다. 마하무드라와 요니무드라는 숨, 마음, 에너지의 삼위일체적 통합이며 그 통합이 깊어질수록, 수행자는 자아의 경계를 넘어선 내적 자유를 체험한다.

"The posture is not for the body,
but for the mind to meet the Self in silence."

"이 자세는 몸을 위한 것이 아니라, 마음이 침묵 속에서 참본성Self을 만나는 것이다."

3) 침묵과 내적 청취 Silence and Inner Listening

"Silence is not absence, nor emptiness; it is the presence of the Infinite within. When you sit quietly, listening not with ears but with the heart, the currents of prana reveal their secrets. Thoughts dissolve into stillness, and the inner sound of OM guides the seeker to the Self."

— Lahiri Mahasaya, Garland of Letters —

"침묵은 부재도 아니고, 공허도 아니다. 그것은 내면의 무한이 존재하는 상태다. 조용히 앉아, 귀가 아닌 마음으로 들을 때, 쁘라나의 흐름이 그 비밀을 드러낸다. 생각은 고요 속으로 녹아 사라지고, 옴OM의 내적 소리가 수행자를 참본성Self으로 안내한다."

라히리 마하사야는 침묵을 단순한 소리의 부재가 아니라, 내적 의식과 우주적 진동이 만나는 현장으로 보았다. 그에게 수행자는 '앉아 있는 존재'가 아니라, 숨과 진동 속에서 들음으로써 깨닫는 자였다.

침묵과 내적 청취는 마음의 제어와 프라나의 정화를 넘어선다. 마음이 고요해지면, 생각과 감정은 단순한 흐름이 되고, 내적 옴OM의 바이브레이션이 의식의 중심에서 울리며, 요기는 자신과 우주가 분리되지 않은 하나된 존재를 체험한다.

라히리 마하사야는 종종 편지에서 이렇게 썼다:

"Do not seek outside; listen within. The breath, the silence, and the inner sound – these are your Gurus."

"밖에서 찾지 말라; 내면을 들어라. 숨과 침묵, 내적 소리 – 이것이 너의 구루다."

이것의 의미는, 침묵은 단순히 정적인 상태가 아니며, 그것은 수행자가 의식을 참본성의 자리로 옮기는 과정이다. 마음이 고요해짐으로써, 호흡과 에너지의 움직임이 감지되고, 내적 음향과 진동이 선명해지며, 자아는 점차 신의 의식과 융합한다.

이 단계에서 수행자는 더 이상 행위자가 아니다. 그는 단순히 호흡과 진동의 흐름을 지켜보는 존재이며, 이 경험이 바로 다음 제3부 · 해탈과 은총의 길로 이어지는 '자아 해체와 신의 의식' 준비 단계다.

"Silence is the doorway; listening is the key.
Enter, and the Infinite welcomes you."

"침묵은 문이요, 청취는 열쇠다. 들어가면, 무한이 너를 맞이한다."

3. 해방과 은총의 길 The Path of Liberation and Grace

1) 자아의 해체와 신의 의식
Dissolution of the Ego and Divine Consciousness

"The ego is like a thin film over the face of the ocean; when the breath steadies and the mind is silent, the film dissolves, and the Infinite is reflected. No effort is needed to reach God; only the surrender of 'I' allows the Self to appear. Let the seeker merge with the stillness, and the Divine consciousness will embrace him."

— Lahiri Mahasaya, Garland of Letters —

"자아는 바다 위의 얇은 막과 같다. 숨이 안정되고 마음이 고요하면, 그 막은 녹아 사라지고 무한이 비친다. 신께 이르기 위해 노력은 필요 없다. 오직 '나'라는 집착을 내려놓을 때 참본성Self이 드러난다.

존재는 고요 속으로 합일하라, 그러면 신의 의식이 그를 감쌀 것이다."

라히리 마하사야는 자아의 해체Ego Dissolution를 해탈의 핵심 단계로 보았다. 수행자는 단순히 내적 훈련을 하는 존재가 아니라, 자기 존재의 경계를 내려놓음으로써 무한과 합류하는 존재였다.

편지에서는 반복해서 강조된다. "노력으로는 신을 얻을 수 없다. 오직 나라는 상我相의 집착을 포기할 때, 신이 나타난다."

이 가르침은 존재가 '나'라는 관념에 집착하는 동안 진정한 자유와 깨달음을 경험할 수 없음을 명확히 한다.

 숨이 안정되며 마음이 고요해지고, 내적인 옴om과 쁘라나가 흐를 때, 자아의 경계는 자연스럽게 녹아내린다. 자아가 해체될 때, 존재의 한계를 넘어선 의식이 열리고, 수행자는 단순한 관찰자를 넘어, 신과 합일된 존재가 된다.

 라히리 마하사야는 또한 이렇게 편지에서 말했다:

"Do not cling to the mind; let it dissolve like salt in water.
Only then does the Divine consciousness shine forth."
" 마음에 집착하지 말라; 소금이 물에 녹듯 녹여버려라.
 그때야 비로소 신의 의식이 빛난다."

 이 단계에서 수행자는 자아의 인식과 내적 감각을 초월하며, 모든 경험을 신의 의식 속에서 증인으로 바라보는 상태로 들어간다.

크리야 쁘라나얌을 통한 쁘라나와 마음의 합일, 내적인 옴의 발현,, 마하무드라·요니무드라, 침묵의 수행이 자연스럽게 지고의 빛의 체험으로 변모한다.

2) 내적인 빛의 현현 Inner Light

"The light is not outside; it is within. When the currents of prana flow freely, and the mind rests in silence, the inner lamp of the soul ignites. Look not with eyes, but with awareness, and the luminous Self will shine without end."

— Lahiri Mahasaya, Garland of Letters —

" 빛은 밖에 있는 것이 아니라, 내면에 있다. 쁘라나의 흐름이 자유롭게 흐르고, 마음이 침묵 속에 머물 때, 영혼의 내적 등불이 타오른다. 눈으로 보지 말고, 자각으로 보라, 그러면 빛나는 참의식Self이 끝없이 빛나리라."

위의 편지의 말을 보면, 라히리 마하사야는 내적 빛을 수행의 자연스러운 열매로 보았다. 이 빛은 외적 시각과 무관하며, 쁘라나와 마음의 합일이 이루어진 순간, 마치 등불이 켜지듯 자연스럽게 나타난다.

편지에서 자주 강조했다. "빛을 찾지 말라; 스스로 깨어날 때 빛이 나타난다." 즉, 내적 빛은 강제적 관념이나 의지의 산물이 아니라, 자연스러운 내적 조건이 갖춰질 때 드러나는 존재의 현현이다.

이것의 의미는, 내적 빛은 단순한 시각적 체험이 아니라 의식의 확장을 의미한다. 마음이 고요하고, 숨이 자연스럽게 흐르며, 쁘라나가 척추와 중심을 타고 오를 때, 빛은 수행자의 내적 중심Kutastha에서 발현되고, 전체 의식이 확장된 깨달음 상태를 경험한다는 것이다.

또한 바바는 편지에서 이렇게 기록했다:
"See the light within, and the darkness of ignorance will vanish. The soul shines without effort, because it is the Self itself."

"내면의 빛을 보라, 무지의 어둠은 사라지리라. 내면의 영혼은 노력 없이 빛나니, 그것이 바로 참자아Self이다."

3) 사마디Samadhi의 실현

"Samadhi is not to be sought; it manifests naturally when the mind, purified by sustained practice and stabilized by the breath, rests in the Self. All dualities vanish, and the currents of prana flow unobstructed through the spine. The body is relaxed, the senses quieted, and awareness itself becomes the only witness. Effort is only in preparation; surrender brings the consummation."

— Lahiri Mahasaya, Garland of Letters —

" 사마디는 찾아 얻는 것이 아니다. 지속적 수행으로 마음이 정화되고, 호흡으로 안정될 때, 자아 안에서 자연스럽게 나타난다. 모든 이원성은 사라지고, 척추를 따라 쁘라나의 흐름이 막힘 없이 흐른다. 몸은 편안하고, 감각은 고요하며, 자각만이 유일한 증인이 된다. 노력은 준비에만 필요하며, 내맡김이surrender 완성을 가져온다."

라히리 마하사야는 사마디를 단순한 상태가 아닌 자연스러운 현상으로 정의했다. 사마디란 외적 노력이나 강제적 통제가 아닌, 호흡과 마음의 깊은 안정, 내적 소리와 쁘라나의 흐름이 자연스럽게 이루어질 때 나타나는 의식적 결과였다.

이것의 의미를 해석하면, 마음이 정화되고 쁘라나가 균형을 찾으며 지극히 고요하게 평정해지면, 생각과 감정의 파동은 사라지고, 수행자는 순수한 의식witness으로 존재한다.

라히리 마하사야는 이를 "노력은 준비에만 필요하고, 내맡김surrender이 완성에 이르게 한다고"라고 표현함으로써, 존재가 자기 의지에 의한 성취가 아닌, 내적 조건의 완성에 주목하도록 한 것이다.

"Samadhi is the fruition of inner harmony, not the reward of external striving." "사마디는 내적 조화의 열매이며, 외적 노력의 보상이 아니다."

4) 삶 속의 크리야 Kriya in Daily Life

"Kriya is not confined to the seat of meditation; it is the conscious alignment of breath, mind, and action in every moment. Work, speech, thought, and even rest— all become expressions of the Infinite when performed with awareness. The seeker learns to breathe with every act, to observe with every thought, and to unify the body, mind, and prana continuously."

— Lahiri Mahasaya, Garland of Letters —

"크리야는 명상의 자리 안에만 국한되지 않는다. 그것은 모든 순간에서 숨과 마음과 행위를 의식적으로 일치시키는 것이다. 일과 말과 생각, 심지어 휴식까지도 알아차림의 자각 속에서 행해질 때, 무한의 표현이 된다.

"존재는 모든 행위에서 호흡하고, 모든 생각에서 관찰하며, 몸과 마음과 쁘라나를 끊임없이 통합하는 법을 배운다."

라히리 마하사야는 크리야 수행을 일상적 통합적 수행으로 확장했다. 단순한 자세와 명상에 국한하지 않고, 일상 속 행동과 정신 활동에서도 쁘라나와 마음의 조화를 유지하도록 강조했다.

이것의 의미를 보면, 크리야는 행위 그 자체가 수행이 되는 방식이며, 수행자는 호흡-정신-행동의 삼위일체적 일치를 경험한다. 이는 곧 일상 속에서의 내적 통일과 신과의 연결로 이어진다.

라히리 바바는 편지에서 말했다:

"In daily life, Kriya is the bridge between the visible and the invisible."

"일상에서 크리야는 보이는 것과 보이지 않는 것을 연결하는 다리이다."

5) 내적 자유와 평화 Inner Freedom and Peace

"Freedom is not the absence of restraint, but the mastery over thought, emotion, and desire. When the mind is free from attachment, and the breath flows naturally, peace is no longer sought; it is innate. The practitioner dwells in harmony with the currents of prana, observing all without disturbance."

— Lahiri Mahasaya, Garland of Letters -

"자유는 구속이 없는 상태가 아니다. 그것은 생각과 감정과 욕망으로부터 자유로운 것이다. 마음이 집착에서 벗어나고, 숨이 자연스럽게 흐를 때, 평화는 더 이상 구하는 것이 아니라, 본래 존재한다. 존재는 쁘라나의 흐름과 조화 속에서 머물며, 모든 것을 방해받지 않고 관조한다."

내적 자유와 평화는 자아 해체와 내적 통합의 자연스러운 결과다. 라히리 마하사야는 이를 단순한 정서적 평정이 아니라, 의식적 통일과 쁘라나·마음의 조화에서 오는 본연의 상태로 보았다.

집착과 이원성이 사라진 자리에서 자유가 나타나고, 마음과 숨이 통합되며, 존재는 영적 안정과 평화를 일상 속에서도 지속할 수 있다.

"Freedom is realized not by running from the world,
but by harmonizing within it."

"자유는 세상으로부터 도망침으로 실현되지 않고,
그 안에서 조화를 이루는 것으로 실현된다."

6) 은밀한 축복 Subtle Blessings

"The grace of the Infinite descends not on the worthy alone,
but on those who persevere in practice, who align breath, mind, and
action faithfully. The letters, the instructions, the very guidance —
all are vessels of that grace, gently leading the seeker step by step
toward the Self. Perseverance, sincerity, and inner listening are the
keys that open the doors to subtle blessings."

— Lahiri Mahasaya, Garland of Letters —

"무한의 은총은 오직 자격 있는 자에게만 내려오지 않는다. 크리야를 꾸준히 지속하고, 숨과 마음과 행위를 성실히 일치시키는 자에게 내려온다. 편지와 가르침, 지침 자체가 그 은총의 그릇이며, 존재가 한 걸음씩 진아Self로 향하도록 부드럽게 안내한다.

꾸준함, 성실함, 그리고 내적인 소리의 청취가 은밀한 축복의 문을 여는 열쇠이다."

라히리 바바는 은총을 수행의 결과가 아닌, 실천의 과정 속에서 드러나는 현상으로 강조하여 말했다. 존재는 특별한 능력이 아니라, 지속적 실천과 내적 청취를 통해 그 은총을 체험한다.

은밀한 축복은 외적 보상이 아니라, 내적 통합과 쁘라나와 마음, 행위의 조화 속에서 자연스레 나타나는 경험이다. 이는 존재가 마지막 단계에서 신과 완전한 조화를 이루는 길을 안내한다.

"Blessings come not by seeking, but by aligning with the inner currents."
"은총은 구함으로 얻어지는 것이 아니라, 내적 흐름과 조화될 때 나타난다."

4. 라히리 마하사야Lahiri Mahasaya 가르침의 핵심

라히리 마하사야는 암리따 빈두 우빠니샤드Amritabindu Upanishad, 마누스므리띠Manusmriti, 그리고 바가바드기따Bhagavad Gita의 해석 서문 등에서 크리야 요가Kriya Yoga의 실질적·내적 원리를 함축한 구절들을 직접 밝히셨다. 그 구절들에는 크리야요가의 실제적인 핵심을 이해할 수 있는 가르침의 정수가 녹아들어 있다.

1) 암리따 빈두Amritabindu 13 주석 구절은 아래와 같다.

"Via the lotus-stem-thread of the mouth, relinquish breath – meaning: make it Still; in this way – via the sushumna path, it becomes Still like this spontaneously. This is the indication of 'kumbhak' – meaning: vayu moves in Stillness via the sushumna; that is the state of kumbhak."
~ Lahiri Baba on Amritabindu Upanishad 13 -

"입의 연줄기-연꽃대 같은 통로를 따라 호흡을 놓아버리라 – 즉, 호흡을 고요하게 하라. 이와 같은 방식으로 수슘나Sushumna를 따라 호흡은 스스로 고요하게 된다. 이것이 '꿈박Kumbhak'의 표시이다 – 즉, 쁘라나 바유-기운, 생기가 고요함 속에서 수슘나를 따라 흐르는 것, 그것이 바로 꿈박의 상태이다."

위 구절의 의미를 해석하면, "lotus-stem-thread of the mouth" – 라히리 바바가 종종 "연줄기"로 비유한 것은, 혀가 목 뒤로 들어가 꾸따스타로 이어지는 내적 통로를 말한다.

이는 케차리 무드라Kecharī Mudrā의 통로이며, "입"은 단순한 물리적 기관이 아니라 수슘나의 입구로서 ' 그 입구를 의미한다.

"relinquish breath – make it Still"
'호흡을 멈춘다'는 것은 강제적인 정지가 아니라, 의식이 안으로 집중될 때 자연히 일어나는 정지breathlessness를 말한다. 이 상태에서 바깥 호흡은 멈추지만, 내적인 쁘라나의 흐름은 미세한 통로sushumna를 따라 흐른다.

"vayu moves in Stillness via the sushumna"
바유vāyu,, 생기는 움직이지만 '고요 속의 움직임'으로 변한다. 즉, 외적 호흡이 멈추고, 내적 생명력, 쁘라나prāṇa는 수슘나sushumna 안에서 균형 잡힌 흐름으로 존재한다.

이것이 진정한 쿰박kumbhak의 뜻이며, 의식이 심장 센터·뇌·정수리의 축을 따라 상승하는 내적 사마디의 단계를 의미하는 것이다.

이 구절의 크리야요가 수행적 의미는 '호흡 없는 호흡', 크리야 요가에서 말하는 자연스런 꿈박kumbhak상태를 지시한다. 수행 중 호흡이 미세화되어 멈출 때, 수슘나가 열리고 의식이 중심축을 따라 상승하게 되는데, 이 상태에서 "옴Om" 소리가 들리기 시작하고, 꾸따스타Kutastha 지고의식의 빛이 드러나며, 의식은 외적 신체의 경계를 넘게 된다.

2) 마누Manu 1:93 주석 구절

"Sreshtha uttamanga [the greatest and principal part of the body] (mouth)* brahmin – when there is samadhi; the abode of all happiness is 'swarga' [heaven]; when one performs Kriya, one is a 'brahmin'; from that Mouth – Lord-Purushottama."

" 몸의 가장 으뜸되고 중심되는 부분-입은 브라흐민이라 한다 – 삼매의 상태에 있을 때 그러하다. 모든 행복의 거처는 '스와르가swarga'-천상이다. 크리야를 수행할 때, 수행자는 '브라흐민'이라 불린다.
그 입-구멍, 문으로부터 – 주재자-뿌루쇼따마Purushottama가 현현하신 다."

위의 구절을 해석하면,
"Sreshtha uttamanga -mouth"
– 다시 '입'은 물리적 구강이 아니라, 두개 내부로 향하는 내적 문, 즉 케차리 무드라가 통하는 '내적의식의 입구를 가리킨다. 라히리 바바는 종종 이 '입'을 통해 의식이 상향하여 '하늘swarga에 닿는다고 설명했다.

"When there is samadhi" – 삼매 상태는 '브라흐민'의 진정한 의미입니 다. 신분적 브라민이 아니라, 의식이 브라흐만-절대정신에 합일된 존재, 즉, 깨달은 존재를 말한다.

"From that Mouth – Lord –Purushottama"

– 뿌루쇼따마Purushottama는 내면의 주主, 즉 크리야 수행 중 의식이 '입구'를 통과해 꾸따스타Kutastha ,지고의식의 빛에 닿을 때 체험되는 신적 실재이다. 이 구절은 케차리 무드라와 께발리 꿈박의 상태가 '신과의 합일'로 이어지는 입구임을 암시한다.

이것의 크리야 수행의 입장에서 해석하면, "입으로부터 주가 드러난다"는 표현은, 혀가 하늘로 향하고 의식이 미간 중앙-아갸차크라Ajna chakra로 집중될 때 드러나는 '빛'과 '옴Om'을 가리키는 것이다.

이때 존재는 '브라흐민'이라 불리우는데, 이는 혈통이 아니라 의식의 질적인 상태를 뜻하는 것이다 – '브라흐만을 아는 자'라는 본래 의미이다.

따라서 이 구절은 "케차리 무드라와 께발리 꿈박이 사마디의 입구이며, 그곳에서 신이 드러난다"는 요가의 내적 상징을 설명하는 것이다.

3) 라히리 마하사야가 "바가바드기따 서문"에서 밝힌 "크리야의 핵심"

기따 서문에서 드러낸 크리야의 핵심은 다음과 같다.

- 크리야 쁘라나얌- 생명력을 조화시키는 호흡·에너지의 조절.
  Pranayam

- 시각을 내면으로 돌려, 미간 중앙의 빛-꾸따스타를 보는 것
  Seeing Yonimudra in the Eye

- 케차리 무드라의 수행, 의식이 수슘나를 따라 상승한다.
  Tongue going to the head

- 빈두에 머물며 소리를 듣기
  Staying in the Bindu and listening to the Sound

- 목에서 이마까지 별을 유지하기
  Keeping the star from the throat to the forehead

이 다섯 항목은 크리야 요가의 완전한 내적인 지도이다. 위 내용들을 알고 크리야를 하는 것과, 그것의 의미를 모르고 하는 것과는 근본적인 차이가 있다.

① 쁘라나얌Pranayam을 통해 쁘라나의 깊은 안정에 이르고 호흡과 마음의 진동을 하나로 묶게 해준다.

② 요니무드라Yoni Mudra는 시선 내항함으로써 마음이 외부 감각으로 향하는 것을 멈추게 한다. 수슘나와 아갸 차크라를 향하게 한다.

③ 케차리 무드라Kechari는 혀의 목젖 안쪽인 내면의 입으로 향하게 하므로써 고요한 꿈박 발생의 원인이 되고 의식을 고요히 가라앉힌다.

④ 빈두에 머물며 소리Bindu - Nāda를 듣는 것은 눈 섶 사이의 빈두Bindu와 사하스라라의 빈두에서 옴의 소리를 들으며 머무는 것이다. 빈두의 소리 의식이 미세한 옴OM 속으로 녹아든다.

⑤ 꾸따스타의 빛Divine Light.의식과 하나 됨Kutastha Darshan

이 모든 것은 "호흡의 멈춤과 내적 상승"이라는 하나의 법칙 안에 있다. "호흡이 멈추면, 의식은 수슘나를 따라 상승하여 신적 빛 속으로 녹아든다."

5. 일상의 크리야에 대한 가르침과 내면의 행법

"크리야는 종교가 아니다. 그것은 생명의 호흡을 제자리에 돌려놓는 행위다."
― 라히리 마하사야 ―

1) 새벽의 크리야는 신의 첫 숨결을 만나는 것이다.
아침이 오기 전, 바람이 아직 세상의 먼지를 일으키기 전. 라히리 마하사야는 늘 그 시간에 조용히 앉았다고 전해진다. 라히리 바바는 말했다. "해가 뜨기 전에 앉는 자는, 태양보다 먼저 빛을 본다."

바바는 수행자들에게 특별한 의식을 요구하지 않았다. 다만 자연스러운 호흡이 가라앉을 때까지 기다리라고 했다. 그 순간이 오면, 스승은 말없이 숨을 따라 척추의 길을 거슬러 오르고 꾸따스타에서 신을 느꼈다.
"숨을 따라 위로 오르되, 오르는 이는 없다. 쁘라나가 자신의 길을 기억할 때, 신은 저절로 드러난다."

2) 크리야의 실제는 숨prana과 근원 의식으로의 회귀이다.
라히리 마하사야는 크리야를 '기도'라고 하지 않았다. 그는 그것을 '자연의 회복'이라 불렀다. "숨은 신의 부름이다. 그 부름이 멈출 때, 너는 대답할 기회를 얻는다."

바바가 전한 기본 수행의 질서는 단순했다. 호흡이 길고 미세해질수록, 마음은 자연스럽게 내면으로 들어간다. 척추의 길을 따라 쁘라나가 오르내릴 때, 영혼은 자신의 본향을 기억한다. 아무것도 의도하지 말고, 단지 지켜보라.
"행하는 순간 빛이 시작되고, 보는 순간 '그분'이 드러난다."

숨의 길을 따라 '옴0m'의 진동이 일어나는 것을 느낄때, 그것은 곧 "신이 내 안에서 호흡하는 증거"라고 라히리 마하사야는 말했다.

3) 일상은 명상 밖의 명상이다.
  라히리 머하사야의 제자들은 그가 일상에서도 명상과 다름없이 고요했다고 기록했다. 그는 가정생활 속에서도, 직장 속에서도 신을 잃지 않았다. 그의 삶 전체가 끊이지 않는 크리야였다. "숨 쉬는 모든 자가 수행자다. 다만 자신의 숨이 어디로 가는지 아는 자가 참으로 아는 자다."

그는 이렇게도 말했다. "명상은 앉아 있을 때만이 아니다. 밥을 짓고, 일을 하고, 아이를 돌보는 그 모든 순간에 호흡을 알아차리고 척추를 기억하고, 신을 기억하라." 그 기억이 끊이지 않으면, 세속의 소음도 곧 내면의 진동으로 바뀐다. 이것이 라히리 마하사야가 말한 '행위 속의 행위 없음이고, '호흡속의 호흡의 가라앉음이다.

6. 내적 체험과 의식의 변용 - 라히리 마하사야의 침묵의 가르침

"쁘라나가 정지하면, 시간도 정지한다. 시간이 멈추면, 네가 본래 누구인지 드러난다."
  – 라히리 마하사야 –

1) 빛의 중심을 통해 꾸따스타는 드러난다. Kutastha Darshan[32]
라히리 마하사야는 어느 날 제자에게 말했다. "눈을 감으면 어둠이 보인다. 그 어둠의 중심에서 빛이 떠오를 때, 그것이 네가 찾던 신의 표상이다." 그는 그 빛을 '꾸따스타 다르샨Kutastha Chaitanya'라 불렀다.

영혼이 신을 통해 자신을 보는 자리인 꾸따스타, 그곳에서 언제나 별빛 같은 환한 중심을 보게 된다고 라히리 마하사야는 말했다.

그 중심은 움직이지 않으며, 모든 생각과 감정, 심지어 호흡마저도 그 앞에서 멈춘다. "그 꾸따스타의 별은 내 안의 태양이요, 그 빛은 숨이 멈춘 자에게만 드러나는 신의 시선이다."

---

32) 꾸따스타Kutastha는 '변하지 않는 것', '지성의 중심' 등을 의미하며, 요가 수련에서는 보통 아갸 차크라Ajna Chakra또는 '제3의 눈'으로 알려진 곳에 있는 영적인 빛 또는 영적인 중심을 말한다.
  따라서 꾸따스타 다르샨Kutastha Darshan은 다음을 의미한다. 내면의 영적 중심 Kutastha의 현현을 보고 경험하는 것이다. 꾸따스타를 통해 신성한 빛, 형태, 또는 신성한 존재를 목격하는 깊은 명상 경험이다. 크리야 요가Kriya Yoga와 같은 명상 수행에서 참본성이나 신의 현현顯現을 내면에서 보는 깊은 깨달음의 단계를 가리킨다.

2) 옴Om의 소리는 모든 진동의 어머니이다.

라히리 바바는 또한 제자들에게 이렇게 말했다. "눈으로 보지 말고, 귀로 들어라. 모든 형상 이전에 소리가 있다." 라히리 바바의 명상 속에는 끊임없는 옴Aum의 진동이 있었다. 그것을 듣는 순간, "나"와 "세상"의 구분이 사라지는 것이다.

"옴Aum은 들리는 것이 아니라, 존재하는 것이다. 당신이 존재로 들어가면, 옴Aum이 당신을 삼킨다." 바바는 이 진동을 "신의 호흡이 내 안에서 일어나는 증거"라 했다. 그리고 그 진동 속에서 "모든 생명이 한 숨으로 연결되어 있음"을 경험하라고 말했다.

3) 사마디Samadhi는 숨이 멈추는 순간의 자각이며 시작된다.

라히리 마하사야는 사마디를 설명하지 않았다. 바바는 다만 이렇게 말했다. "숨이 멈추면, 네가 사라진다. 네가 사라질 때, 신은 너로 나타난다." 바바에게 사마디Samadhi는 특별한 사건이 아니라, 크리야의 가장 자연스러운 결론이었다.

숨이 완전히 미세해져 몸의 감각이 사라질 때, 그는 그것을 '죽음이 없는 죽음'이라 불렀다. "그때 존재는 숨 쉬지 않았다. 그러나 모든 것이 내 안에서 숨 쉬고 있었다." 라히리 마하사야의 제자들은 그를 바라보며 그의 몸 주위에 빛이 감도는 것을 종종 보았다고 기록했다. 그 빛은 그가 '개체 자아'로 존재하지 않을 때, 그의 안에서 신이 직접 발현된 증거였다.

4) 세상 속의 해탈은 일상속의 사마디Samadhi의 이어짐이다.

라히리 마하사야는 수행이 끝나면 곧바로 일상으로 돌아갔다. 바바는 말했다. "사마디는 피하는 곳이 아니다. 사마디는 세상을 꿰뚫고 흐르는 것이다." 그는 밥을 먹으며 신을 느꼈고, 제자를 가르치며 신을 느꼈다.

그의 말은 짧았으나, 그 침묵은 바다보다 깊었다. "숨은 늘 신에게로 가고 있다. 너는 그 길을 기억하라. 그 기억이 끊어지지 않으면, 너는 해탈은 약속되어 있다."

7. 크리야의 완성, 신과의 일체

"크리야는 끝나지 않는다. 숨이 이어지는 한, 신의 행위는 계속된다."
― 라히리 마하사야 ―

1) 행함이 사라질 때의 행위
라히리 마하사야는 마지막 제자들에게 이렇게 말했다. "이제 그대들은 수행을 하지 말라. 다만 신이 수행하도록 허락하라."고 가르침을 전했다. 바바는 크리야를 '실천의 종교'가 아니라, 존재의 자각이라 불렀다.

숨을 고요히 바라보며 '호흡하는 이는 누구인가' 묻는 순간, 그 물음 속에서 '나'라는 행위자는 사라진다. 라히리 마하사야는 말했다. 행위가 사라지면 수행은 완성된다." "그 침묵 속에서 스승의 호흡은 들리지 않았고, 제자들은 오히려 그 고요에서 우주의 맥박을 들었다".고 한다.

2) 빛과 숨의 통일
라히리 마하사야는 크리야의 목적을 '빛'이라고 하지 않았다. 그는 그것을 '빛과 숨의 합일'이라 했다. "빛은 숨에서 일어나고, 숨은 빛으로 녹아든다. 그 두 가지가 하나로 합쳐질 때, 신은 더 이상 멀리 있지 않다."

꾸따스타Kutastha의 별빛을 '신의 눈동자'라 했고, 옴Aum의 소리를 '그 눈동자의 숨결'이라 했다. 그 별을 보며, 그 소리를 들을 때 사다까sadaka는 어느새 '그분 안에 있음'을 자각한다. "숨을 마시면 나요, 내쉬면 신이다. 그러나 어느 순간, 들이마시지도 내쉬지도 않을 때, 오직 '존재'만이 남는다."

그때, 크리야의 성취, 사마디의 실현, 신과의 합일에 이르게 된다고 라히리 마하사야는 그의 글에서 말했다.

3) 삶 속의 삼매

그의 제자들이 라히리 마하사야께 "스승님, 사마디 중에는 세상일이 끊어지는데, 어떻게 일상에서 그 의식을 유지합니까?" 그물음에 라히리 바바는 미소로 답했다. "세상은 사라지는 것이 아니다. 그것은 그대의 안으로 들어오는 것이다."

그는 세속을 떠나지 않았고, 오히려 세속 속에서 신의 존재를 더 뚜렷이 느꼈고 그 가르침을 나누어주셨다. 가족의 웃음, 시장의 소음, 새벽의 발자국, 그 모든 것이 신의 진동으로 들렸다.

"삼매는 고요 속에만 있는 신이 아니다. 삼매는 소리 속에서도 고요한 신이다." 그의 삶은 일상 전체가 명상이었고, 그의 명상은 곧 삶 그 자체였다.
일상속에서 본연삼매 Sahaja samadhi를 바바는 보여주셨다.

4) 크리야의 무경계

라히리 마하사야는 마지막 날, 제자들이 곁에 앉아 있을 때 조용히 이렇게 속삭였다고 한다. "나는 숨을 멈추지 않는다. 다만 신이 내 안에서 숨 쉬고 있을 뿐이다." 그의 눈은 감겼지만, 얼굴에는 미소가 남았다. 그것은 생명이 멈춘 표정이 아니라, 모든 생명과 하나가 된 자의 고요였다.

바바의 제자들은 그날 이후 크리야를 '숨 없는 숨', '움직임 없는 행위', '경계 없는 깨달음'으로 이해했다. "신은 크리야 속에 있고, 크리야는 신 안에 있다. 그 둘을 구분하지 말라." 이것이 라히리 마하사야가 남긴 마지막 가르침이었다.

8. 라히리 바바의 크리야 따뜨와 수뜨라
Kriya Tattva Sutra

크리야 따뜨와 수뜨라Kriya Tattva Sutra는 라히리마하사야께서 자들에게 전수한 크리야 요가 수행의 핵심 원리와 내면적 진리를 간결한 수뜨라·경문 형식으로 기록한 저술이다. 이 경전은 외형적 요가 기술서가 아니라, 쁘라나와 마음 내면의식Soul의 상호작용과 신성 체험의 단계를 암시적으로 설명한다.

라히리 바바는 각 수뜨라에서 호흡의 정묘화, ' 수슘나의 개방', '꾸따스타 인식' 등을 상징적으로 기술하여, 제자만이 이해할 수 있는 비의적 언어로 진리를 전했다. 내용은 바가바드 기따와 요가 수뜨라의 통합적 통찰을 바탕으로하며, 크리야 수행의 실천적 철학을 제시한다. 그 결과 이 경전은 크리야 요가의 장場에서 '내면적 가르침의 정수'로 간주 된다.

1. "Prāṇa controls Manas." 쁘라나-생명력은 마음Manas을 지배한다.

   Kriya Tattva Sutra 1

위 경문의 의미는 마음의 산만함을 직접적으로 다스리려 하지 말고, 먼저 호흡의 리듬을 정화하라고 가르침을 주었다. 호흡은 쁘라나의 흐름이며, 쁘라나는 마음의 바탕이기 때문이다. 쁘라나가 수슘나로 들어갈 때, 마음은 자연히 고요해지게 된다는 의미이다..

2. "When breath is calm, God's light shines in Kutastha."
호흡이 고요해질 때, 신의 빛은 꾸따스타에서 빛난다.

Kriya Tattva Sutra 2

수슘나 중심에서 숨이 멈춘 듯 고요해질 때, 미간眉間의 중심-꾸따스타 짜이딴야에서 내면의 빛이 열린다고 말한다.
  이것이 아갸 짜끄라의 깨달음이며, "숨이 사라질 때 신이 말한다"는 체험을 상징하는 것을 담은 경문이다
.
3. "Prāṇāyāma is the royal way to Sushumnā."
   쁘라나야마는 수슘나로 들어가는 왕도王道이다.

Kriya Tattva Sutra 3

호흡 조절은 단순한 '호흡 운동'이 아니라, 의식을 척추의 중심으로 되돌려 놓는 가장 직접적인 문이다. 수슘나는 단지 해부학적 통로가 아니라 '의식이 집중되는 중추 경로'라는 의미를 담고 있다.

4. "When Prāṇa enters Sushumnā, Manas dissolves in the Self."
   쁘라나가 수슘나로 들어가면 마음은 지고의식 안으로 녹아든다.

Kriya Tattva Sutra 4

이 상태는 요가 경전에서 말하는 니르비자 사마디Nirbija Samadhi-무종 삼매에 해당한다. 그때 마음은 대상에 반응하지 않고, "나는 존재한다"는 순수의식만 남는다.

요가난다는 이를 "호흡이 가라앉는 내면의 지고의식으로 가는 문이라고 말했다.Breathlessness – the doorway to Spirit."라고 불렀다.

- 요가난다, 『God Talks With Arjuna』 -

5. "Kriya is the union of Prāṇa and Apāna."
크리야는 쁘라나와 아빠나의 합일이다.

Kriya Tattva Sutra 5

이것은 실제 수행 단계의 핵심을 담고 있는 말이다.

상향하는 쁘라나Prāṇa와 하향의 아빠나Apana의 에너지가 중간에서 만나서 녹아들 때 에너지가 척추 중심으로 들어가며 '수슘나 개방'이 일어난다. 라히리 마하사야는 이를 "내적 재생再生의 순간"이라 했다.

6. "In the still breath, the sound of Om is heard."
고요한 숨 속에서 옴Om의 소리가 들린다.

Kriya Tattva Sutra 7

수행이 깊어져 호흡이 멈춘 듯할 때, 척추를 따라 미세한 나다(소리)가 울리고 그 소리Nada를 듣게 된다.
빠라마한사 요가난다는 이것을 척추와 뇌에서 듣게 되는 옴AUM의 우주적 바이브레이션이라 했다."the cosmic vibration of AUM, heard within spine and brain."이라 했다.

7. "Kutastha is the true altar of sacrifice."
꾸따스타가 진정한 공물을 올리는 제단이다.

Kriya Tattva Sutra 9

외적인 제의祭儀가 아니라, '에고와 생각을 꾸따스타의 빛 안에 제물로 바치는 것'이 진정한 요가의 제사이다. 이것이 바로 "바가바드 기따"의 "행위의 결과를 내려놓는 제의"와 연결되는 것이다.

8. "The Guru awakens the sleeping Sushumnā."
   구루는 잠자는 수슘나를 깨운다.
   - Kriya Tattva Sutra 10 -

스승의 전수dīkṣā는 단순한 지식이 아니라, 쁘라나의 방향을 바꾸는 생명적 자극이다.

9. "Breathlessness is the gateway to Deathlessness."
   호흡이 멈춘 자는 죽음을 초월한다.
   - Kriya Tattva Sutra 12 -

숨이 멈춘다는 것은 '생명이 멈춤'이 아니라, '외적 호흡의 종말과 내적 생명의 시작'을 뜻하는 것이다. 그 순간, 개인적 쁘라나prana가 우주의 쁘라나prana와 합쳐집니다. 이것이 라히리 마하사야께서 말한 까이발야Kaivalya-절대적 해탈의 입구이다.

10. "Kriya is the direct path to God-Consciousness."
    크리야는 신의식에 이르는 직접의 길이다.
    - Kriya Tattva Sutra 14 -

수행의 모든 복잡한 단계를 거치더라도, 결국 핵심은 "호흡-쁘라나-마음-지성-영혼"의 연속적 정화와 상승이고 자아ego의 녹아내림과 지고의식과의 합일이다.

11. "Kriya is internal Yajña."
    크리야는 내적 제의祭儀이다.
    -Kriya Tattva Sutra 15-

라히리 마하사야는 "외부에서 불을 피우는 제사"보다 "내부의 쁘라나를 제물로 바치는 행위"가 더 거룩하다고 말하셨다. 숨이 들어오고 나가는 그 중심점-척추의 중심과 꾸따스타에서 참본성Ātman을 향한 제사가 수행된다.

12. "The real Ganga flows in Sushumnā."
    참된 갠지스는 수슘나 안에 흐른다.
    -Kriya Tattva Sutra 16-

라히리마하사는 외부의 갠지스 강이 아니라 척추 중앙의 수슘나를 "내면의 갠지스"라고 말하셨다. 그 안을 따라 쁘라나가 정화되고, 마음의 까르마가 씻겨 나간다. 이것이 "내면의 성스러운 순례"이며, 신에게 이르는 강이다.

13. "Prāṇa becomes steady only through constant practice."
    꾸준한 수련으로만 쁘라나는 안정된다.
    - Kriya Tattva Sutra 17 -

쁘라나는 반복된 크리야 수행Abhyāsa을 통해서 중심을 잡는다. 일시적인 집중이나 감정적 열정으로는 수슘나 진입이 지속되지 않는다.

14. "When Prāna and Apāna are balanced, time ceases."
    쁘라나와 아빠나가 균형을 이루면, 시간은 멈춘다.
                    - Kriya Tattva Sutra 18 -

상향Prāna ·하향Apāna 기류가 척추 중앙에서 완전한 평형을 이룰 때 수행자는 '시간감각'이 사라지는 정지의식을 체험한다.
이것이 크리야에서 말하는 "무시간의 구역이다.

요가난다도, 크리야에서 호흡이 가라앉은 상태는 시간의 구속을 초월한다고 말했다"In Kriya, the breathless state transcends the bondage of time."라 했다.

15. "The body is a holy temple, the spine is its altar."
    몸은 신전이며, 척추는 그 제단이다.
                    - Kriya Tattva Sutra 19 -

요가의 모든 성소는 외부가 아니라 내부의 수슘나 축이다.
척추를 통한 크리야 수행은 곧 '자신의 몸을 신전화' 하는 길이라는 가르침의 경문이다.

16. "Light, Sound, and Breath – these three are one."
    빛, 소리, 그리고 숨 – 이 셋은 하나이다.
                    - Kriya Tattva Sutra 20 -

숨prana이 미세해질수록 나다Nada-내면의소리가 들리고,
그 나다Nada가 빛으로 변한다. 이 셋은 의식의 세 가지 측면이다.

17. "Kriya is the true Tapas."
 크리야는 진정한 고행Tapas이다.
            -Kriya Tattva Sutra 21-
:

겉으로 보이는 고행인 단식, 침묵, 열기 속 수행 등은 내면의 쁘라나 정화 없이는 열매가 없다. 쁘라나가 내면의 불처럼 타오를 때, 그 열이 바로 내적 '따빠스'가 된다.

              "크리야는 내부의 불 제사다." - 라히리 마하사야 "

18. "In Kriya, the breath turns inward like a coiled serpent."
 크리야에서 호흡은 감긴 뱀처럼 안쪽으로 감긴다.
                    - Kriya Tattva Sutra 22 -

이 구절은 '꾼달리니 상승'을 상징한다. 호흡이 외부로 새지 않고 내향할 때, 쁘라나가 회전하며 위로 상승하게 된다.

19. "When mind becomes Prāṇa, realization dawns."
 마음이 쁘라나로 변하면 깨달음이 온다.
                - Kriya Tattva Sutra 23 -

이것은 요가의 가장 정묘한 통찰이다. 쁘라나와 마음은 실질적으로 동일한 에너지이다. 수슘나 중심에서 두 에너지가 하나가 될 때, 지성은 빛으로 녹아 신성과 합일된다.

20. "The ultimate Kriya is Silence."
 최상의 크리야는 침묵이다.
            -Kriya Tattva Sutra 24-

모든 쁘라나야마, 만뜨라, 짜끄라 체험이 마침내 고요 속에 녹을 때, 그때가 진정한 사마디이며 까이발야Kaivalya-해탈이다.

라히리 마하사야는 "호흡과 에고가 둘 다 녹아 내린 곳에서, 완전한 고요의 평정은 마지막 크리야이다"Silence is the final Kriya where the breath and ego both vanish."라고 말하셨다.

아래의 10개의 경구는 라히리 마하사야의 크리야 따뜨와 수뜨라Kriya Tattva Sutra가 단순한 수행 교범이 아니라, "호흡Prana – 의식Mind – 빛Brahman의 통합적 철학"의 경전임을 보여준다.

라히리 바바는 "하나의 크리야Kriya 안에서 완전한 8지 요가Ashtanga Yoga가 실현된다"고 했으며, 모든 구절은 "실천 속에서만 이해되는 체즉지Vijnana"임을 강조하셨다.

1. "Prana is the bridge between the body and God."
   쁘라나는 육체와 신성 사이를 잇는 다리이다.

호흡은 물질과 의식의 연결선이며, 쁘라나의 순화는 신성으로 향하는 통로를 여는 일이다. 크리야 수행은 그 다리를 왕복하는 반복된 순례이다.

2. "Kriya makes the breath motionless and reveals the motionless Brahman."
크리야는 호흡을 정지시키고, 그 정지 속에서 움직임 없는 브라흐만을 드러낸다.

'무호흡Breathlessness'은 단순한 생리 현상이 아니라, 자아가 신성 속에 녹아드는 순간이다.

3. "Breath and thought rise together and cease together."
   호흡과 생각은 함께 일어나고 함께 멈춘다.

   쁘라나와 마음은 같은 흐름의 두 면이다.

4. "The Kutastha is the Eye of Omnipresence; dwell there in each Kriya."
   꾸따스타는 편재의 눈이다. 각 크리야마다 그곳에서 머물라.

   꾸따스타는 '끄리슈나 의식', '제3의 눈'이다. 그곳은 신성과 만나는 자리이며, 수행 중 항상 주의가 모여야 할 중심이다.

5. "When Prana and Apana unite, the door of Sushumna opens."
   쁘라나와 아파나가 합해질 때, 수슘나의 문이 열린다.

   상승Prana과 하강Apana의 에너지가 균형을 이루면, 수슘나sushumna가 깨어난다. 그때 꾼달리니는 자연스럽게 깨어나고 척추의 중심으로 흐르기 시작한다.

6. "The spine is the true pilgrimage; all holy rivers flow within it."
   척추는 참된 순례지이며, 모든 거룩한 강들은 그 안을 흐른다.

   외부 세상의 성지는 상징일 뿐이다. 진정한 순례는 인간 척추의 수슘나 통로를 따라 이루어진다. 요기에게 강은 바로 자신의 내면에 흐른다.

7. "Sound (Nada) becomes Light (Jyoti) when Prana ascends."
   쁘라나가 상승할 때, 소리nāda 빛Jyoti로 변한다.

크리야 중 나디를 따라 쁘라나가 정화되면, 내적 소리가 미세한 광명으로 변한다. '옴OM'의 진동이 시각화되어 보이는 체험이 바로 이것이다.

8. "Kriya unites Sun and Moon within the spine."
   크리야는 척추 안의 태양과 달을 합일시킨다.

좌측 나디ida nad는 달, 우측 나디pingala nadi는 태양이다. 그 두 흐름이 균형을 이루면, 의식은 중앙 통로인 수슘나로 집중된다.

9. "When the mind dissolves in the breathless state, liberation is immediate."
   마음이 무호흡 상태에 녹아들면, 해탈은 지연되지 않는다.

호흡이 멈출 때 '생각하는 나'도 멈춘다. 그 고요 속에서 아뜨만은 브라흐만으로 확장된다 – 해탈은 그 자리에서 이루어진다.

10. "The Guru is Kutastha; the disciple must find Him there."
    구루는 꾸따스타 그 자체이다. 제자는 그곳에서 구루를 만나야 한다..

진정한 구루는 외부 인물이 아니라, 눈썹 사이 빛 속에서 만나는 내면의 스승이다. 라히리 마하사야는 구루와 신은 꾸따스타에서 "하나"이다."Guru and God are one in Kutastha"라고 강조하셨다.

Ⅱ. 바가바드 기따-크리야 수행의 원리

1. 행위의 결과를 내려놓는다는 것의 요가적 의미

행위의 결과에 대한 기대를 내려놓는다는 것은 행위의 '내면화'이다. 기따의 이 가르침은 겉으로는 "결과에 대한 기대를 내려놓으라는" 단순한 가르침의 말처럼 보이지만, 의식의 중심을 결과인 애착의 대상에서 과정과 내면으로 돌리는 매우 깊은 의미를 담고 있다.

행위karma는 외부 세계에서 일어나지만, 그것의 원인과 반응은 마음 속의 쁘라나적인pranic 흐름에서 일어난다. 결과를 바라보는 마음은 곧 쁘라나prana의 외향적 흐름이며, 그 결과에 대한 기대를 내려놓는 순간 쁘라나prana는 내향antarmukha 하여 쁘라나의 고요로 이어지게 된다.

요가의 지향점은 바로 이러한 외향성bahirmukhatva을 정지시키고 내향성antarmukhatva을 확립하는 것이다. 요가 수뜨라의 핵심 의미인 의식작용의 평정yoga chitta-vritti-nirodha 은 결과 지향적 욕망을 멈추는 행위를 포함한다.

따라서 "결과를 내려놓는 행위"는 요가 전체를 관통하는 실천 원리로 간주 된다.

"결과에 대한 기대를 내려놓는다는 것은 곧 쁘라나를 감각의 문으로 흩어버리지 않는 것이다."　　　　－ Lahiri Mahasaya, Amritabindu 13 －

암리따 빈두의 이 라히리 마하사야의 가르침에서 볼수 있듯이, 바로 이것은 요가의 본질, 의식의 파동을 평정chitta-vritti-nirodha에 이르게 하는 실제적 구현의 길임을 깨달을 필요가 있다.

2. 크리야 요가 – '행위 없는 행위'

크리야 수행에서 호흡pranayam, 만뜨라mantra, 차크라chakra 집중 등 모든 행위는 '의식적 노력'처럼 보이지만, 실상은 노력을 통한 무위의 본질을 향하는 과정이다. 초기에는 의지적 행위로 시작되지만, 수행이 깊어질수록 "수행자가 행하는 것"이 아니라, '생명력prana'이 스스로 안으로 회귀하는 행위 없는 행위로 바뀌어 가게 된다.

이때 중요한 것이 바로 결과에 대한 초연함의 태도, 즉 초연함의 집중이다. "이 쁘라나얌을 하면 사마디가 올 것이다", "이 집중을 하면 빛을 볼 것이다"와 같은 결과 지향적 마음은 즉시 쁘라나prana를 다시 외향시켜, 섬세한 수슘나sushumna의 흐름에 장애가 된다.

반대로 결과를 완전히 놓아버리고, 그 순간의 수행 자체가 목적이 되면 호흡과 의식이 하나의 진동, 하나의 옴Om으로 녹아들기 시작한다.

"크리야Kriya는 행위karma로 시작되어, 무행위akarma로 끝난다."

– 스와미 스리 육떼스와르 –

3. 내적 진보의 실제 의미 – 기대 없음의 의식 확장

'의미 있는 진보'란 외적 체험의 증대 빛devine light, 소리devine sound, 바이브레이션devine vibration이 아니라, '결과를 바라는 마음이 줄어드는 것' 그 자체이다. 이것은 이미 존재가 성숙해졌으며 삶에서 평안의 열매를 증장되고 있음을 의미한다.

그만큼 쁘라나prana가 안정되고, 의식의 흐름이 중심으로 모이게 된다. 이것이 진정한 내향적 진전이며, 이 상태에서만 "숨 없는 호흡breathless state"이 자연스럽게 일어날 수 있게 된다.

"크리야Kriya를 통해 쁘라나prana를 지극히 고요하게 하면 존재는 행위하는 자가 아니라 보는자, 경험하는 자가 된다. 그때는 신이 존재 안에서 호흡하게 된다."

그대의te 권리adhikāras는 행위karmaṇy를 하는 것에 있는 것이지 그 결과 phaleṣu에 있는 것은 아니다mā. 행위karma의 결과phala가 그 동기hetur가 되지 않아야mā 하며, 또한 행위하지 않음akarmaṇi에 대한 애착saṅgaḥ도 없는 것이 좋다.

-바가바드 기따 2:47-

이 구절은 요가의 기본 정의인 의시작용의 평정chitta-vritti-nirodha을 실천적 행위의 차원으로 옮긴 것이다. 결과를 행위의 이유로 삼는 순간, 의식은 외부 대상으로 투사되고, 쁘라나prana는 감각기관으로 확산된다. 이것이 의식의 불안정과 불만족duḥkha과 분리와 무지avidyā의 근원이다.

반대로, 행위 자체를 독립적 과정으로 수행할 때, 의식은 내향성을 유지하며, 행위는 더 이상 속박을 일으키지 않는다karma-bandha-nāśa.

크리야 수행에서 이 원리는 "호흡Pranayam의 결과를 기대하지 말라"는 형태로 적용된다. 특정 체험-빛, 소리등을 기대하면 쁘라나prana는 즉시 외향하고 고요하게 가라앉지 않는다.

크리야의 행위pranayam의 결과에 대한 기대를 내려놓고 쁘라나얌 그 자체가 목적이 되고 기대 없이 녹아들 때 쁘라나는 매우 미세해져 간다. 이러한 것은 의미 있는 빛Devine Light과 호흡의 멈춤에 이르는 원인으로 작용한다.

그러기에 늘satatam 집착 없이asaktaḥ 기대를 하지 않고 해야 할kāryam 행위karma를 행하라samācara. 집착하지 않고asakto 행하는 사람은pūruṣaḥ 지고에param 이르기āpnoti 때문이다.

- 바가바드 기따3:19 -

물에ambhasā 젖지 않는 연잎처럼padmapatram iva, 모든 행위를karmāṇi 브라흐만에brahmaṇi 바치고ādhāya 기대와 집착을saṅgam 내려놓고tyaktvā 행위하는karoti 그는saḥ 허물에papena 물들지lipyate 않는다na.

-바가바드 기따 5.10-

위 구절들은 행위의 요가karma-yoga의 궁극적 변환점을 보여준다. 행위가 더 이상 '개인의 노력'이 아니라, 보편적 의식Brahman의 작용으로 인식될 때, 주체적 행위자는 해체된다. 의식의 동일화 과정에서 '나의 행위'라는 인식이 사라지면, 그 어떤 결과도 업으로 축적되지 않는다.

이것이 행위를 해도 무행위akarma 상태이며, 요가의 최고 단계인sahaja samadhi와 동일한 원리이다. 심화된 크리야 수행에서는 '내가 호흡을 조절한다'는 의식이 점차 사라지고, 호흡은 스스로 조절되는 듯한 상태로 이행된다. 이때 수행자는 자작하는 참의식으로 남고, 행위의 주체가 지고의식Brahman으로 대체된다.

이것이 행위를 브라흐만에 의탁한다"brahmaṇy ādhāya karmāṇi"는 실천적 의미다. 이 단계에서 수행은 까르마를 더 이상 생성하지 않으며, 의식은 완전한 평정, 즉 니르비깔빠nirvikalpa로 이행할 준비를 갖춘다.

바가바드 기따의 "결과에 대한 기대를 내려놓고 행하라"는 가르침은 크리야 요가의 실천적 원리를 잘 담고 있다. 이 가르침을 수행에 적용하면, 행위kriya는 점차 의식적 노력에서 자발적 현상으로 전환되고, 그 순간 요가는 행위의 완성이자 온전한 평정에 이르게 된다.

"몸과 마음, 지성, 감각기관에 대한 평정으로 집착을 내려놓고 요기Yogi는 자신의 정화Purification를 향한 행위를 한다. 행위의 결과Fruit of Action에 대한 집착을 내려놓고 요가를 수행한 요기는 궁극적인 해방을 얻는다."
― 바가바드 기따 ―

- 마음 너머

마음이 만들어 내는 진리란 마음 자신이 투사해 낸 것이며 그것은 진리에 이르기 어렵다" 참된 명상은 실재를 드러낼 수 있다.

"마음 ,즉 알려진 것으로는 알려지지 않은 것을 결코 드러낼 수 없다". 마음이란 시간에 따른 기억과 관념 경험의 누적된 것이다. 이 말은 한 성자의 말씀인데 본질과 실재에 대한 것을 깊게 꿰뚫고 있다.

라히리 바바에 의해 전해진 크리야는 다섯 감각 기관과 마음을 고요하고 만들고 심장과 폐의 작용 역시 조용하게 만든다.

호흡이 일어나는 곳에 마음은 같이 일어난다. 호흡이 고요하면 마음 또한 고요해 진다. 호흡이 없으면 마음은 일어나지 않느다.

크리야의 쁘라나얌이 깊어 지고 무드라와 상호작용 이후 명상적인 크리야에 진입할 때, 심장과 폐의 작용은 고요해지며 깊게 안정된다. 크리야의 실천이 누적되어 갈 때 더 깊어져 간다.

심장과 페가 극도로 안정되면 호흡 또한 매우 미세하며 때로는 극도로 미세해 져 있는지 없는지 모르는 상태에 까지 이르게 되고 마음은 사라져간다. 호흡이 완전히 고요해 지면 마음은 자취를 감춘다.

이 상태에 가까이 이르면서 마음으로부터 최소한의 영향을 받거나 마음을 벗어난 상태가 된다.

 이것이 마음을 넘어선, 알려지지 않은 것을 비로소 만나는 시점이다! 실재에 대한 머리의 이해가 아닌 실제로 만나는 체득하는 때라 말할 수 있다.

 세상의 모든 명상법이 다 훌륭하지만, 크리야요가는 이러한 지점에 이르는 직접적인 길이다. 언어를 넘어선 실재에 대한 깨달음에 이르는 길이다.

 깊은 자각의 알아차림을통한 크리야 쁘라나얌의 지속적인 행함은 지극한 절대 고요와 빛으로 인도한다.

 궁극적 실재는 시간에 따른 관념, 기억, 경험의 누적인 마음에 의해 드러나기 어렵고 마음을 넘어선 내면으로부터 그것을 드러낸다. 언어가 존재하지 않고 모든 개념이 빛바랜 그곳은 절대 고요를 통해 드러난다.

생활 속에서 지속적인 명상을 이어가라! 그것을 통해서 삶의 모든 고苦로부터 자유로워 질 것이며, 당신 자신의 무한한 본성의 빛을 알게 될 것이다. 자신을 육체와 동일시함으로 육체에 갇히는 것을 이제는 멈추고, 크리야의 내밀한 열쇠를 통해 순수한 근원의식으로 들어 가는 것을 배우라.

-라히리 마하사야-

글을 마치며

크리야요가는 요가Yoga의 본질에 이르는 길입니다. 그 길은 바바지께서 라히리 마하사야Lahiri Mahasaya께 전하면서 세상에 그 빛을 다시 비추게 되었고, 파라마한사 요가난다지에 의해서 세상에 널리 알려지게 되었습니다.

이 책은 라히리 마하사야지께서 전한 크리야요가의 원형을 잘 보전하고 있습니다. 크리야요가는 계보Lineage를 거치면서 그 순서와 내용에 조금씩 변화가 있어 왔다고 하는데, 이 책을 통해서 원형의 크리야가 가진 향기가 전해지기를 바랍니다.

크리야요가를 실천해오면서 느낀 것은, 크리야는 다른 수행체계에도 깊이를 더해줄 수 있는 특징을 가지고 있습니다. 요가의 본질적인 요소를 가지고 있기에, 함께 깊어지는 길로 나아가는 것으로 보입니다.

크리야요가의 한 특징은 박띠Bhakti요가와, 지혜Jnana가가 함께 어우러지는 것입니다. 내면에 존재하는 우리의 참본성, 즉 신Brahman에 대한 사랑을 향하는 과정에서 자아의 빛바램과 크리야가 의미 있게 진행되어 가면서 궁극적 지혜가 함께 하게 되는 것입니다.

무엇보다 크리야요가의 위대한 공헌은 존재의 내적 진보와 해방Moksha의 여정에서, 몸과 마음에서 쁘라나를 고요하게 하는 것의 본질적 의미를 심도 있게 전한 것입니다. 이러한 토대는 직접적입니다.

크리야 쁘라나얌을 통해 우리의 심장은 안정에 이르고 의식 또한 고요해지게 됩니다. 아울러 의식의 층들에 쌓여있던 것들을 정화합니다.

이것은 사마디의 초석이 되고 진실한 깨달음에 이르게 됩니다.

또한 크리야의 명상인 빠라바스타Paravastha에서는 우리의 참 본성Real Self으로 머물면서 실현Realization되어가는 특징을 가지고 있습니다.

이 책의 특징은 기존의 경전이나 요가 책들에서 다룬 전형적인 설명에서 나아가 실제적인 과정속에서 일어나는 것들에 대한 설명이 수록되어 있다는 것입니다.

그러한 것들은 이 책의 가치를 드러내 주는 부분이라 할 수 있습니다. 요가에서의 실천적인 경험이나 지혜를 가진 분들에게는 더욱 의미 있는 것으로 다가갈 것입니다.

바바지에게서 라히리 마하사야에게 전해진 크리야가 제시하는 방법은 실천하기에 복잡하지 않은 핵심적인 구조를 가지고 있습니다. 단순하면서도 깊이 있는 크리야요가는 사다나Sadhana 시간이 쌓여가면서 더욱 무르익게 깊어가는 것을 느낄 수 있을 것입니다.

요가의 성자들이 전하신 크리야요가의 열매가 이 책을 읽는 모든 분께 함께 하기를 기원합니다.

남 연

OM TAT SAT